SOUVENIRS D'UN MÉDECIN LÉGISTE

RAYMOND MARTIN

SOUVENIRS D'UN MÉDECIN LÉGISTE

CALMANN-LÉVY

Un ouvrage présenté par
CLAUDE GLAYMAN

ISBN 2-7021-1871-2

Imprimé en France

Au professeur Dérobert, in mémoriam.
A mes camarades de l'I.M.L., en toute amitié.

Was it not fate that...

KEATS

SOMMAIRE

Remerciements

Je remercie vivement Anne-Marie Casteret de sa collaboration qui a permis de rendre compréhensible à tous d'ardus problèmes médico-légaux.

I

L'INCONNUE AUX MAINS FINES

Il est descendu de son camion pour se dégourdir les jambes. L'endroit n'a rien de romantique : un immense dépotoir public dissimulé derrière un rideau d'arbres. Il laisse errer son regard sur les objets hétéroclites qui jonchent le sol et ce qu'il y aperçoit, soudain le fait galoper vers son véhicule et foncer jusqu'au commissariat de Palaiseau. En cet après-midi du mercredi 30 août 1956, près de Bièvres, un routier tranquille vient de découvrir, parmi les détritus de la décharge du Chat noir, une main qui s'échappe d'un paquet, un vraie main humaine, et un thorax, un vrai thorax humain qui émerge d'une vieille poubelle cabossée.

Les policiers ont d'abord du mal à croire le brave homme, mais sitôt arrivés au Chat noir, non seulement ils récupèrent les deux étranges colis signalés, mais ils font de nouvelles découvertes : une seconde poubelle, à pédale, de couleur blanche, comme celles utilisées dans les services hospitaliers, où se trouvent des lambeaux de vêtements ensanglantés et une boîte en fer renfermant une tête de femme… Tous ces récipients sont entourés d'une épaisse couche de plâtre qui, vraisemblablement, a éclaté sous la violence du choc, quand ils ont atterri dans la décharge.

Le lendemain matin, mandaté par le procureur de la République pour examiner cette sinistre trouvaille, je rejoins au poste de Palaiseau le commissaire principal Denis. Depuis quelques années, nous avons souvent eu l'occasion de collaborer et de la seule façon valable : d'abord nous nous rendons tous les deux sur place, ensuite nous faisons en commun les investigations essentielles, enfin je pratique l'autopsie devant lui. Cette méthode m'a toujours paru être la condition *sine qua non* d'un travail correct, parce qu'elle permet au médecin légiste de recueillir le plus grand nombre d'éléments susceptibles ensuite de l'aider dans ses investigations.

Dans la cour du commissariat, se dresse l'inévitable planche à deux tréteaux sur laquelle trône le buste de Bièvres. Son aspect momifié me fait penser à une « pièce anatomique », comme celles que l'on prépare par macération dans le formol pour les conserver et qui sont destinées aux cours d'anatomie en faculté. Pour un peu, on pourrait imaginer une mauvaise plaisanterie d'étudiant en médecine... Certains de mes collègues s'amusaient parfois à envoyer à leurs proches d'étranges colis contenant une oreille, un pied, une main, dérobés dans la salle d'autopsie.

Pendant que j'examine le buste trouvé dans la décharge, une poitrine féminine dont les seins sont encore bien visibles, la farce macabre continue. Du Chat noir, les policiers vont me rapporter plusieurs paquets, soigneusement emballés et ficelés, contenant des débris humains toujours scellés dans des morceaux de plâtre, des sous-vêtements et... un numéro de *L'Aurore* daté du 26 juin 1956 !

Outre le crâne, sur lequel subsistent quelques cheveux clairs poissés de sang, on déballe le bassin, les membres, et surtout l'autre main et les deux pieds de l'inconnue. Des petits pieds cambrés et délicats, des mains d'une extrême finesse. J'ai tout de suite compris qu'il s'agissait d'un dépeçage criminel : les os ont été sciés, les muscles sectionnés. L'assassin devait avoir de bonnes connaissances anatomiques pour disséquer aussi adroitement sa victime. Comme le buste, ces restes ont macéré longtemps dans un liquide qui, à l'odeur, ne rappelle pas du tout le formol mais la saumure, diagnostic olfactif que mon collègue toxicologue Lebreton confirmera plus tard, scientifiquement. J'ai emporté la tête à mon laboratoire pour mieux l'examiner : je découvre des hématomes importants au niveau des tempes et surtout une grosse brèche sur la gauche. A l'intérieur du crâne, gisent quelques fragments osseux mais aucun projectile. L'enfoncement crânien fut probablement la cause de la mort.

Et la décharge n'en finit pas de livrer ses secrets. Début septembre, les enquêteurs ouvrent devant moi, dans les locaux de la police judiciaire, de grandes boîtes métalliques étiquetées « Osmolax » (un médicament contre la constipation), qui contiennent l'une des lambeaux de vêtements, l'autre, toujours dans de la saumure, un bras gauche. Le meurtrier appartiendrait-il au monde médical ? Il paraît posséder de solides connaissances en anatomie. Il a utilisé, pour dissimuler les restes de sa victime, des boîtes de médicaments, des poubelles à usage hospitalier, du plâtre fin comme celui dont se servent les chirurgiens ou les dentistes... Les journaux font état des soupçons qui se portent sur deux établissements de la région qui pratiqueraient des avortements clandestins. Encore interdit par la loi, l'avortement fait des ravages en France à cette époque. Peut-être l'intervention a-t-elle mal tourné et les « faiseurs d'anges » se sont-ils empressés de faire disparaître leur patiente ? Mais je n'ai pas retrouvé, à l'autopsie, de traces de manœuvres abortives récentes... Le commissaire Denis estime, à juste titre, que paquets et poubelles plâtrés ne se trouvent pas depuis longtemps au Chat noir car certains d'entre eux sont secs alors que la pluie tombait encore il y a une semaine...

Qui était donc cette petite femme ? Où, quand, avec qui vivait-elle ? Qui l'a tuée, dépecée — en retirant les viscères, qui ne seront jamais retrouvés, pour éviter la putréfaction — puis « mise en conserve » dans de la saumure en attendant le moment propice pour la jeter au fond d'un cul-de-basse-fosse ? Comment tirer le fil de l'histoire à partir de quelques pauvres restes, quelques bouts de linge, un journal et des grandes boîtes de laxatif ? Les policiers épluchent les registres des disparues des environs. S'agit-il de cette habitante de la Lozère qui a quitté son domicile quelques mois plus tôt et que l'on n'a jamais revue ? Ou de celle d'Antony, elle aussi introuvable depuis longtemps ? Les descriptions ne correspondent pas. L'enquête piétine.

Quant à nous, nous avons commencé un lent travail d'identification. Malgré la disparition de l'épiderme au niveau des doigts, nous parviendrons à reconstituer les empreintes grâce à une méthode mise au point par Lebreton : il injecte dans la pulpe des doigts une solution glycérinée qui les gonfle et permet de reconstituer les « crêtes dermiques ». Photographiées à jour frisant, elles reproduisent les sillons caractéristiques de l'empreinte digitale. Mais cet exploit technique ne servira à rien : seules les empreintes des délinquants figurent au Sommier de la Préfecture de police et celles de notre inconnue n'y sont pas répertoriées. L'étude de la denture ne donne que peu de résultats. Je ne dispose que de la mâchoire supérieure, l'inférieure ayant disparu. Or, c'est cette dernière, la mandibule, qui fournit les plus précieux renseignements pour déterminer l'âge de la victime, car l'angle de la mâchoire inférieure s'ouvre de plus en plus en vieillissant. Le professeur Pelletier du Temple, directeur de l'École dentaire, a étudié la denture. Elle est en mauvais état, a reçu des soins médiocres dont une tentative de prothèse. Il en fait une description détaillée que diffuse la presse spécialisée. Mais l'avis de recherche ne rencontre aucun écho. Le mystère s'épaissit...

Au laboratoire, je continue mes recherches. L'étude du crâne, des os, des quelques lambeaux de tissus humains qui ont résisté au temps, me permet de déterminer la taille et l'âge de la victime : petite, entre 1,53 m et 1,58 m, elle devait avoir une quarantaine d'années environ. La découverte, au microscope, de lésions hémorragiques autour de la brèche osseuse vient confirmer ma première impression : le coup porté sur la tête était mortel. Vu l'état du cadavre, son séjour dans la saumure a certainement été très long. Le meurtrier, pour masquer l'odeur, a aspergé le corps et les vêtements d'un parfum à la violette qui sent encore fortement (l'analyse chimique prouve que cette essence de violette se trouve uniquement chez les fabricants de produits de luxe, pas dans le commerce de détail).

Nous pouvons déjà reconstituer un semblant de scénario : le meurtrier a d'abord assené sur le crâne un coup violent qui a tué la victime. Puis, ne sachant sans doute que faire de cette encombrante dépouille, il l'a découpée en morceaux pour mieux la dissimuler, a rassemblé le tout dans un coin retiré de la maison, l'a noyé dans un mélange de saumure et de parfum en attendant le moment propice pour se débarrasser définitivement des restes. Il vit vraisemblablement entouré de voisins puisque, dans l'impossibilité de sortir facilement le cadavre de chez lui, il a décidé de dissimuler les débris humains en les coulant dans du plâtre. Il a utilisé un moule à fond carré, comme en témoigne la forme des morceaux de plâtre que nous avons retrouvés. Il suffisait ensuite de casser en gros morceaux le « sarcophage » et de transporter les blocs de plâtre, dans des paquets soigneusement ficelés, jusqu'au Chat noir, pour les mêler aux détritus de la décharge en espérant qu'ils seraient vite recouverts par d'autres gravats.

La forme des blocs excite notre curiosité : le moule pourrait être une petite cuve, ou une petite baignoire carrée : nous mettons précieusement sous scellés ces gros plâtras blanchâtres : ils pourront nous aider à résoudre l'énigme ! D'autres objets nous intriguent, notamment les boîtes d'Osmolax de 1 kilo ! Ce produit pharmaceutique se vend habituellement en petites quantités. Avec l'accord du juge d'instruction, Lebreton et moi menons une petite enquête auprès des pharmaciens susceptibles d'avoir vendu l'Osmolax ainsi conditionné. Sans aucun succès... Malgré toutes les recherches et la perspicacité du commissaire Denis, nous nous trouvions donc bien embarrassés pour donner un nom au cadavre de Bièvres, et à plus forte raison pour découvrir son assassin. Les policiers avaient relevé plusieurs pistes, mais elles menaient toutes à une impasse : les femmes disparues avaient été retrouvées, les cliniques « marron » innocentées... et pas de sadique dépeceur à l'horizon. Faute d'éléments nouveaux, l'affaire fut donc classée.

Je gardai pourtant sur mon bureau, le petit crâne de celle que j'avais baptisée l' « inconnue aux mains fines », dont l'histoire inachevée me tourmentait souvent. Mais progressivement, son dossier disparut sous une pile d'autres paperasses : expertises de coups et blessures, autopsies, rapports judiciaires qui font le quotidien d'un médecin légiste. La dépecée de Bièvres n'intéressait plus personne, à supposer qu'elle ait, de son vivant, intéressé quelqu'un : aucun ami, aucun parent ne s'était manifesté malgré les nombreux articles que les journalistes avaient consacrés à l'affaire.

Deux ans plus tard, le 12 janvier 1958, en parcourant comme d'habitude la presse judiciaire, j'apprends que les policiers du commissariat de la Folie-Méricourt ont découvert, dans un appartement de l'avenue de la République, dans le XIe arrondissement parisien, deux cadavres : l'un sur un lit, le second dans une baignoire. Le premier est celui d'un homme de grande taille qui, après avoir tenté de se pendre puis de se taillader les poignets, s'est logé une balle dans la tempe avec un pistolet automatique 6,35 Walther. Dans la salle de bains, au fond de la baignoire, sous un amoncellement de couvertures et de planches ficelées, gît le corps d'une femme nue. Il baigne dans 40 centimètres d'un liquide brunâtre. Le crâne est fracturé. La mort est ancienne. Un grand désordre règne dans l'appartement : tableaux saccagés, lustre et porte arrachés, objets brisés, compteur électrique détruit.

L'état civil des deux morts est vite établi grâce aux pièces d'identité retrouvées dans l'appartement : il s'agit de Charles Clément, né en 1894 à Paris, représentant de commerce, demeurant 1, rue Vercingétorix, dans le XIVe, et de Félicie Crippa, née en 1904 à Colombes. Sur la cheminée, deux lettres non datées attendaient les policiers. Adressées à « Monsieur le Commissaire de police », elles sont signées Clément. La première est intitulée : « A moins cinq de la mort » :

« Vous serez étonné, voire scandalisé des destructions que j'ai opérées sur nos objets personnels. N'y voyez aucun vandalisme, voire sadisme.

» L'État Français, je mets encore des majuscules, se renie chaque jour, enfonce le pays dans le chaos, le néant, par veulerie.

» Chacun veut seulement vivre l'heure présente sans penser à demain qui, malgré les hommes, viendra. J'ai donc voulu laisser le moins possible pour la curée ignoble que l'administration espère sur chaque assujetti. J'en ai souffert pendant plusieurs jours, tant de souvenirs étaient attachés à ces petites choses.

» Bien des Français et des Françaises sont intéressants. Vous allez les faire mourir de mort lente. Vous les dupez chaque jour. Nous vivons vraiment en “ démocratie ”. Et pourtant le pays est riche.

» Bonne année, Monsieur le Commissaire, n'oubliez pas à ce moment que, pour beaucoup, ce sera bonne faim des damnés.

» Votre C. CLÉMENT.

» PS : ne riez pas trop fort de ma prose, vous ne connaissez pas votre avenir. »

Dans la seconde lettre, Clément avouait avoir tué Félicie Crippa « parce que l'État l'avait spoliée de l'entreprise gérée par sa mère ».

Plus je lis les journaux, plus cette affaire m'intrigue : elle présente bien des ressemblances avec celle de l'inconnue de Bièvres. C'est le Dr Paul, le célèbre Dr Paul, qui a été désigné pour l'autopsie. Ses conclusions rejoignent celles que j'avais écrites en 56 : « Fracture du crâne ayant entraîné la mort, restes conservés dans la saumure et tentative de dépeçage. » Je téléphone alors au Parquet de Versailles (dont dépend la commune de Bièvres) pour faire part de mes soupçons. Ils y soulèvent peu d'enthousiasme : le cadavre du Chat noir ? Une histoire ancienne. Mais une intuition têtue me pousse à m'acharner. N'étant pas désigné comme expert dans l'affaire Clément, aucun devoir de réserve ne m'est imposé. Puisque le Parquet ne veut pas m'écouter, je décide de relancer l'affaire en m'adressant à la presse. Avec la complicité d'un journaliste de *France-Soir*, une vieille connaissance bien souvent rencontrée sur « les lieux du crime », je monte une pseudo-interview, du style : « Docteur Martin, que pensez-vous de l'affaire Clément ? N'êtes-vous pas intrigué par la similitude avec le cas de Bièvres, qui n'a jamais été élucidé ? », etc. Et les résultats ne se font pas attendre. Sitôt l'article paru, le commissaire Denis reçoit une commission rogatoire pour reprendre l'enquête. Elle va être fructueuse.

Les photographies retrouvées dans l'appartement témoignent de la grande beauté de Félicie Crippa. Ses amis s'inquiétaient : ils ne l'avaient plus vue depuis février 1957, alors qu'ils rencontraient encore Clément en décembre. Elle serait donc restée environ dix mois dans la baignoire avant que Clément décide de se suicider, probablement vers le milieu du mois de décembre. Et personne n'a trouvé cette disparition suffisamment bizarre pour alerter la police ? « Il nous avait dit qu'elle était partie soigner sa mère », répondent les voisins.

Félicie n'avait pas d'amis intimes, un père décédé en Italie depuis plusieurs années, une mère, Claude Eymard, qui venait de mourir dans la maison de retraite où elle était entrée en janvier 1957, un mois avant que Charles tue sa maîtresse... Dans sa seconde lettre d'adieu, Clément raconte qu'il avait rencontré Félicie une quinzaine d'années auparavant dans la petite fabrique de rubans que dirigeait Mme Eymard, au cœur du XXe arrondissement. Il avait vécu avec la fille et soutenu la mère dans son entreprise. Tout le monde croit le couple marié et, avenue de la République, on les appelle M. et Mme Crippa. A la mort du père de Félicie, en 1953, les autres héritiers mettent la boutique en vente. Et Clément n'a alors pas les moyens d'acheter un autre commerce. Il reprend son métier de représentant mais les ennuis d'argent se font de plus en plus pressants. Félicie a mal aux jambes, elle ne quitte plus guère l'appartement. Au début de l'année 1957, sa mère entre en maison de retraite...

Après avoir tué Félicie Clément évoque les événements postérieurs au crime Ainsi avait-il voulu vendre le studio de l'avenue de la République... démarche impossible, puisque l'appartement était au nom de Félicie. Quand d'éventuels acheteurs sonnaient à la porte et demandaient à parler à Mme Crippa, il répondait : « Désolé, Madame ne peut pas vous recevoir, elle est dans la baignoire... ! » Un tel cynisme cadre mal avec le sentimentalisme dont il fait preuve à la fin de la lettre, en précisant qu'il a attendu la mort de Mme Eymard pour se suicider : « Je devais rester le dernier pour m'occuper de la maman que les médecins avaient condamnée depuis longtemps et qui résistait toujours. La mort ne me fait pas peur, elle m'est familière. C'est presque une amie. »

Folle et triste épopée d'un homme en proie aux soucis d'argent et à une profonde dépression ? Le représentant de commerce n'a pas fini d'étonner son monde. Les policiers apprennent que Charles Crippa, *alias* Clément, était un vrai « tombeur ». Beaucoup de jeunes et jolies femmes apparaissent et disparaissent dans son entourage. Et quelques-unes d'entre elles vont témoigner : « C'était un très bel homme aux cheveux grisonnants, extrêmement soigné et courtois. On résistait difficilement à sa séduction. » On l'appelait « l'homme au parapluie », car il ne sortait jamais sans un de ces accessoires dont il se servait comme d'une canne. « Il me faisait une cour discrète. J'ignorais qu'il était marié », précisent-elles à tour de rôle en défilant dans la loge de l'avenue de la République.

Les commerçants du quartier chantent en chœur les louanges de ce client distingué et disert, qui n'était pas reparu « depuis quelques semaines ».

Puis les langues commencent à se délier. Petit à petit, les enquêteurs remontent dans la vie de cet énigmatique personnage. Marié Charles Clément ? Oui, mais pas à Mme Crippa. Séducteur de femmes mûres qui formait apparemment un couple uni avec Félicie, il menait en fait une double vie : pour l'état civil, il a encore une épouse, Suzanne Yvain, domiciliée, comme lui, au 1, rue

Vercingétorix, dans le XIVe. L'immeuble, les policiers le connaissent puisqu'ils y avaient « fait un tour », le 12 janvier, après avoir trouvé les papiers du suicidé. On leur avait alors dit que le représentant avait déménagé depuis plus d'un an. Mais où est passée Suzanne Yvain ?

Sa femme ? Ah oui, les voisins se souviennent : « Un homme si correct, une femme si fine, si élégante qui s'habillait avec recherche et portait toujours des talons aiguilles. Ils ont emménagé en 1953. Elle ne sortait pratiquement jamais. Elle jouait sur son piano un air triste et mélancolique, toujours le même. On ne l'a pas aperçue depuis l'automne 1955. Clément nous avait appris qu'elle souffrait d'une grave maladie et qu'elle se reposait à la campagne. Lui, il a quitté l'appartement un an après, en septembre 1956. »

Le représentant de commerce s'était fort bien installé dans ses deux ménages. L'après-midi, il le passait rue Vercingétorix près de son Arlésienne, le soir, il retournait chez Félicie… jusqu'à ce jour d'octobre 1955 où le piano s'est définitivement tu. Aux membres de la famille qui demandent des nouvelles de Suzanne, il fait la même réponse qu'aux voisins : « Elle est atteinte d'un cancer du sein, elle se soigne dans le Lot. » Et comme la famille de sa femme réside en Indochine, c'est à sa propre parentèle qu'il emprunte de l'argent pour « faire face aux frais importants du traitement ». En compensation, il offre des robes, des manteaux, du linge de toilette appartenant à Suzanne. « J'étais étonnée de cette subite gêne financière, car mon frère et ma belle-sœur menaient, avant d'emménager rue Vercingétorix, une vie très aisée », raconte la sœur de Clément que les policiers ont retrouvée à Antony où elle partage un petit logement avec sa mère (quatre-vingt-huit ans) et sa fille.

Avec ces trois femmes — affolées d'apprendre subitement un suicide, un meurtre et peut-être d'autres crimes en perspective —, les enquêteurs continuent à remonter le temps, à retracer la double vie de M. Clément-Crippa, mais cette fois-ci côté Clément.

L'élégant gentleman fut un enfant pauvre obligé de gagner sa vie à quatorze ans, un adolescent triste qui fêta ses vingt ans dans les tranchées de la « drôle de guerre », un très bel homme cumulant les aventures sentimentales et les métiers les plus divers. En 1921, il rencontre Suzanne Yvain qui va devenir sa femme. « Ils s'entendaient très bien mais elle était toujours malade et ils se désolaient de ne pas avoir d'enfants », dit son entourage. Ils voyagent, en Indochine, en Inde, ramènent une petite fortune sous la forme de jades précieux choisis grâce aux conseils d'amis amateurs d'art. De retour en France, Charles trouve une place de directeur commercial dans une savonnerie de Pantin où l'on fabrique de fameux savons à la violette. L'homme au parapluie mène longtemps un certain train de vie : appartement à Chantilly, voiture de luxe, femme couverte de fourrures et de bijoux. Puis il quitte la savonnerie et devient représentant de commerce. « Nous avons su qu'après la guerre il avait fait une fugue avec une secrétaire, mais il est revenu vivre avec sa femme quelque temps après », précise la sœur qui n'a jamais entendu parler de Félicie Crippa (et pourtant, c'est bien elle que rencontre Charles à ce moment-là).

En août 1953, « revers de fortune » annonce-t-il à son entourage (en réalité, c'est la boutique de rubans qui disparaît et la gêne qui commence à s'installer avenue de la République). Il vend l'appartement de Chantilly pour un autre, plus modeste, rue Vercingétorix. Ses voisins lui confèrent bientôt un statut d'original et, pendant les trois ans où il y vit, personne ne se soucie trop de l'existence du couple.

Quand le piano se tait pour toujours, en septembre 1955, Clément disparaît souvent pendant quelques jours. Le voisinage pense qu'il va rendre visite à sa pauvre femme malade dans le Lot. Quand le piano se tait pour toujours, Clément refuse définitivement l'entrée de l'appartement au syndic chargé de relever la consommation d'eau : « Il notait lui-même les chiffres et me les communiquait. » Quand le piano se tait pour toujours, la consommation de gaz et d'électricité baisse considérablement.

Clément marchande de nombreux bijoux et fourrures à l'Hôtel des ventes... Puis en septembre 1956, il loue l'appartement à M. et Mme Campion... et s'en va vivre avec Félicie !

Ni sa famille, ni les Campion n'entendront plus jamais parler de l'homme au parapluie. Les nouveaux locataires paient régulièrement leur loyer à M. Clément, 1, rue de l'Église à Antony... l'adresse de la mère et de la sœur... qui ne savent quoi faire de ces mandats.

Les progrès de l'enquête, que je suis régulièrement, me persuadent que Suzanne Clément et l'inconnue aux mains fines ne font qu'une. Il faudrait pouvoir visiter les pièces de la rue Vercingétorix, en particulier, inspecter la baignoire... Lebreton et moi attendons avec impatience les décisions du juge d'instruction, M. Verdeaux. Enfin, enfin, le magistrat ordonne un « transport sur les lieux ». Nous nous sommes tous donné rendez-vous au pied de l'immeuble, Denis, ses enquêteurs, Lebreton et moi.

Verdeaux tarde. Comme des gosses, nous ne tenons plus en place, arpentant le trottoir et lorgnant les fenêtres de l'appartement. Sitôt le juge descendu de voiture avec son greffier, nous nous engouffrons sous le porche, grimpons quatre à quatre l'escalier. Mme Campion, stupéfaite, a à peine le temps de nous accueillir, nous nous précipitons dans la salle de bains et tombons en arrêt devant une baignoire-sabot : à trente centimètres du fond, une ligne horizontale, sombre, continue, que la maîtresse de maison se désespère de ne pouvoir éliminer : des traces de saumure...

Nous avons emporté avec nous les blocs de plâtre dûment conservés depuis 1956 et qui « semblaient avoir été moulés dans un récipient à fond carré ». Ils s'adaptent parfaitement au fond de la baignoire et arrivent exactement au niveau de la ligne brunâtre qui désole tant la nouvelle locataire. Interrogée par le juge, l'ancienne concierge de l'immeuble lui raconte qu'en août 1956, Charles Clément a procédé à des travaux dans son appartement. « C'était un homme poli et discret », aussi n'a-t-elle pas été étonnée de le voir descendre lui-même ses gravats, bien empaquetés pour ne pas salir l'escalier, et les charger dans sa camionnette... « Hein, madame Puig, avouez que je suis soigneux ! » Enfin, l'ancien propriétaire du logement, celui qui le vendit aux Clément, fournit au juge la dernière pièce du puzzle : grand consommateur d'Osmolax, il avait laissé plusieurs boîtes vides de ce produit dans la salle de bains.

La « dépecée » de Bièvres était donc bien la petite et discrète épouse de l'homme au parapluie, mais nous n'avons jamais retrouvé un seul papier d'identité permettant de comparer les empreintes digitales du cadavre avec celles de Suzanne Clément, née Yvain.

L'enquête ne devait pas s'arrêter là. Craignant que Clément ne fût un « nouveau Landru », les policiers ont tenté de retrouver la trace de toutes les femmes remarquées en compagnie du galant homme, mais aucune autre victime ne fut découverte.

Les journalistes s'en donnèrent à cœur joie pour tenter d'expliquer les mobiles du double meurtre. Les uns voyaient Clément comme un homme sensible, qui ne supportait pas de voir souffrir sa femme atteinte d'un cancer du sein et sa maîtresse en proie à de graves problèmes d'argent. Hélas, je n'ai trouvé trace d'aucune tumeur cancéreuse sur le buste de l'épouse, la maîtresse avait été frappée puis étranglée jusqu'à ce que mort s'ensuive et l'assassin n'avait pas hésité à s'approprier les bijoux des deux femmes... D'autres reporters lui prêtaient à la fois un machiavélisme digne de Landru et l'allure de « Monsieur Verdoux », l'élégant criminel coureur de dot incarné par Chaplin. On interviewait « celles qui l'avaient bien connu », « celles qui le trouvaient inquiétant », « celles qui auraient pu connaître le même sort » et qui en frissonnaient rétrospectivement.

Pourquoi assassiner cette pauvre petite Suzanne si discrète ? Charles Clément-Crippa, qui avait su jongler avec deux noms, deux vies, deux femmes pendant quinze ans et qui tenta d'expliquer dans ses deux dernières lettres les raisons du drame de l'avenue de la République, n'a fait aucune allusion à son épouse-fantôme de la rue Vercingétorix, qui jouait au piano un air plein de mélancolie et martelait le plancher de ses talons pointus...

J'ai longtemps conservé le squelette des longues mains délicates de la femme de Bièvres. Cette étrange histoire, qui débute comme une farce douteuse de carabin et finit en péripéties dignes du plus noir des « Rouletabille », m'apparaît aujourd'hui comme la plus belle affaire de ma carrière. Sans l'obstination de Lebreton et la mienne, aurait-on jamais pensé à faire un lien entre les « deux femmes à la baignoire ? » Les mains de Suzanne Yvain sont allées rejoindre les collections de l'Institut médico-légal mais j'ai toujours, dans ma bibliothèque, le petit crâne fracassé de l'inconnue aux mains fines.

II

COMMENT JE SUIS DEVENU MÉDECIN LÉGISTE

Rien ne me destinait à devenir un jour médecin légiste. Ou alors, s'il était écrit quelque part que j'exercerais un jour ce métier, on peut dire effectivement que les voies du Seigneur sont impénétrables ; je retrouve bien dans mon enfance et mon adolescence quelques repères qui ont pu m'influencer, mais surtout des circonstances fortuites, les hasards de la vie, et peut-être aussi une curiosité insatiable, quasi constitutionnelle : le désir de comprendre, de démonter les mécanismes, de découvrir l'envers des choses.

Mon père, jeune paysan vendéen, mit à profit la longueur de son service militaire pour apprendre la balistique et devenir maréchal des logis dans l'artillerie. Revenu au pays, la ferme avait perdu pour lui de ses charmes. Il en confia l'exploitation à son frère et monta à Paris avec l'espoir modeste de faire fortune. Il ne réalisera jamais cette ambition, mais rencontrera ma mère, une fille de garde-chasse, sauvageonne des bois nantie de onze frères et sœurs. Je suis donc né à Paris en mars 1914, dans un quartier alors moins prestigieux qu'aujourd'hui, le Marais, dans une voie triste et malsaine, la rue Michel-le-Comte, où mes parents avaient ouvert un magasin de brocante.

Six mois plus tard, c'est la guerre. Elle sera longue, très longue. Mon père mobilisé, ma mère doit le remplacer à la tête du magasin. Elle n'a plus guère le temps de s'occuper de moi et me confie à mes grands-parents : je vais vivre ma petite enfance dans les bois de Montfermeil avec trois adultes attentifs et tendres : ma jeune tante, mon grand-père et ma grand-mère. Dès que je peux marcher, mon grand-père m'entraîne avec lui des heures entières dans les bois dont il est le régisseur. Le soir, il fait très froid dans la maison, je reste collé au foyer et n'aime pas trop qu'on me déshabille pour aller au lit. Le week-end, ma mère se joint à ce petit cercle chaleureux. On ne peut imaginer enfance plus heureuse…

A Montfermeil, les bataillons viennent prendre un peu de repos. L'un des médecins militaires s'appelle Tixier. Il est chef du service de pédiatrie aux Enfants-Malades à Paris. Il donne des conseils à ma mère sur ma santé : on craint beaucoup les maladies infectieuses à cette époque où les antibiotiques n'existent pas et où la mortalité infantile reste élevée. Le Dr Tixier me suivra ainsi pendant toute mon enfance et mon adolescence… et il aura fort à faire. Non seulement je souffre d'asthme infantile mais je vais attraper docilement tous les germes qui passent à proximité. Mon père étant revenu blessé du front, il est affecté en transit au port de Lomond à Bordeaux et nous l'y rejoignons pour quelques mois. J'y contracterai le terrible choléra asiatique dont je ne réchapperai que « grâce à Dieu », pensera ma mère. De retour à Montfermeil, la typhoïde me terrasse : quarante jours de diète et des rêves délirants de montagnes de poulets et de gâteaux. Un peu plus tard, sévit une rude pneumonie...

J'entre à l'école primaire quand mes parents s'installent au Raincy, à cinq kilomètres de chez mes grands-parents auxquels je reste très attaché et chez qui je viens souvent passer la veillée. Mes études se poursuivent sans problèmes. On a beaucoup d'ambition pour moi mais l'argent fait cruellement défaut. Quand je suis reçu à treize ans au concours du collège Turgot, l'avenir se présente sous les meilleurs auspices : les élèves de l'établissement sont pris en charge par l'État, ce qui ôte tout souci financier aux familles, et Turgot prépare aux grandes écoles : pour moi, ce sera Centrale ou Physique-Chimie. Mais catastrophe ! Au moment des concours, une nouvelle pneumonie me cloue au lit. L'impécuniosité de mes parents ne permet pas une nouvelle année préparatoire. Adieu Turgot ! Le Dr Tixier, toujours lui, toujours paternellement attentif, suggère alors des études de pharmacie : la profession n'est pas encombrée, mon installation ne devrait pas être trop onéreuse. J'accepte, mais avec une idée derrière la tête : m'inscrire en même temps au S.P.C.N. (Sciences physiques, chimiques et naturelles) qui comporte toutes les matières que j'aime et peut conduire à la médecine. Je n'en parle à personne, surtout pas à mes parents qui ne pourraient me les offrir, mais les études de médecine représentent alors pour moi un rêve inaccessible.

Comment m'organiser ? Le stage de pharmacie coûte fort cher ! Le pharmacien chez qui je dois effectuer cette année de formation va se révéler un vrai mécène : non seulement il me propose un poste de préparateur aux horaires tout à fait compatibles avec mes ambitions universitaires (18 heures-24 heures), mais en plus il m'offre à dîner. Quant au déjeuner, une place de surveillant dans une cantine scolaire de la place des Vosges fera l'affaire. Mon couvert ainsi assuré, je galope toute l'année entre la Faculté, la pharmacie, la cantine et Le Raincy où je rentre ponctuellement chaque soir par le dernier train de minuit 40... et d'où je pars le matin dès 6 heures. Mes parents s'inquiètent de cette double journée de travail. Pas moi. Entre deux courses effrénées, j'étudie... Reçu au S.P.C.N., j'abandonne la pharmacie et décide de me consacrer à la médecine. Mais avec toujours le même problème crucial : le financement de ces longues années estudiantines. Là encore, ma bonne étoile veille sur moi.

A la fin de l'année universitaire, j'ai fait la rencontre d'un père jésuite remarquable, le révérend père Riquet, qui deviendra plus tard une des grandes figures de la Résistance. Grâce à lui, je vais pouvoir entrer à l'hôpital Saint-Antoine, chez le Pr Grégoire, l'un des meilleurs chirurgiens de Paris. Et comme le père Riquet se montre particulièrement convaincant, pas le temps de souffler : la proposition est immédiate. En fait de grandes vacances, j'entre comme pioupiou (c'est-à-dire étudiant bénévole) à Saint-Antoine. Ce seront de merveilleuses vacances : je suis le seul élève d'une université d'été... et je remplace très vite un externe pendant ses congés. Le chef de service est un anatomiste remarquable doublé d'un excellent enseignant. C'est sûr, je serai chirurgien ! A la rentrée, je vais être « pistonné » par le Pr Grégoire : il obtient que j'entre au laboratoire d'anatomie du Pr Hovelacque. Une promotion qui me flatte, car la plupart des quinze élèves qui entourent le maître se recrutent parmi les fils de patron ! Pendant un an, nous allons apprendre l'anatomie dans ses moindres détails et l'art de la dissection : je deviens l'explorateur passionné du corps humain.

Pendant toutes mes études médicales, je suivrai le cours normal de l'enseignement mais m'arrangerai toujours pour trouver des services de chirurgie où pratiquer régulièrement cette discipline. J'exercerai ainsi au Comité des Forges, où sont soignés les blessés de chez Renault. De même, je me porterai toujours volontaire pour pratiquer les autopsies médicales à l'hôpital. Mes confrères considèrent cette tâche comme une corvée et me l'abandonnent volontiers. Pour ma part, cette recherche fort enrichissante sur les causes de la mort me passionne. Ma carrière va se trouver ainsi toute tracée, et bientôt je ne compte plus les stages et activités choisis dans diverses spécialités chirurgicales afin d'acquérir l'expérience et la dextérité nécessaires. Une seule fois, en 1936, en attendant qu'un poste d'orthopédie se libère à Villeneuve-Saint-Georges, je dérogerai à mes habitudes et accepterai d'effectuer un remplacement d'un an à la maison psychiatrique d'Ivry où je ferai la connaissance d'une jeune interne que j'épouserai plus tard.

C'est aussi à la maison psychiatrique d'Ivry que je rencontrerai le Dr Petiot ! J'ai alors vingt-deux ans, je ne connais rien à la psychiatrie et je côtoie quotidiennement des malades mentaux. Formation dont je ne soupçonne pas combien elle me sera utile plus tard pour mieux comprendre le comportement de certains criminels ou de jeunes délinquants. A Ivry, on observe un large échantillon des états psychopathologiques les plus courants. Tous ces « malades » (car nous ne les appelions jamais qu'ainsi) étaient souvent pitoyables... mais pas toujours ! Pas cet homme glacial qu'on nous amena au début du mois d'avril !

Un vendeur de chez Gibert, boulevard Saint-Michel, l'avait arrêté sur le trottoir alors qu'il quittait le magasin, un livre dissimulé sous le bras. Explications véhémentes sur la chaussée, intervention de la police. Voleur et volé se retrouvèrent au commissariat de l'Odéon. Surprise : le voleur était un médecin avec pignon sur rue. « Je suis le Dr Petiot et j'ai inventé un procédé révolutionnaire pour traiter la constipation, une pompe à double effet », déclare-t-il à la police qui ne lui en demande pas tant. Quant au bouquin soi-disant volé (un livre de technologie qui coûtait 25 francs), il l'avait consulté puis emporté par inadvertance. Les explications embrouillées du personnage ne satisfirent pas le commissaire. D'autant que, renseignements pris, certains utilisateurs de la fameuse pompe avaient déjà porté plainte. Petiot changea alors de registre. Il plaida l'irresponsabilité, ce qui convainquit beaucoup plus vite son interlocuteur étant donné le débit haché, les yeux brillants, les gestes nerveux et le discours à la limite de la cohérence que tenait ce curieux médecin. Plainte fut néanmoins déposée par le libraire (on ne badine pas avec 25 francs !). L'expert psychiatre désigné pour procéder à l'examen mental de Petiot laissa un rapport d'une sécheresse et d'une clarté redoutables : « Déséquilibre psychique... délire d'invention... en état de démence au moment de l'action... doit être tenu pour irresponsable. Il y a lieu de l'interner d'office dans un asile d'aliénés. » A la suite de ce rapport, le Parquet rendit une ordonnance de non-lieu et ordonna l'hospitalisation du médecin. En principe, Sainte-Anne aurait dû le recueillir mais la fameuse maison d'aliénés fait peur à plus d'un. Petiot, qui avait quelques relations dans le monde politique, parvint à éviter l'établissement de la rue Cabanis. Il devait échouer à Ivry...

A l'époque, je me remettais d'un accident de motocyclette et étais donc, malgré moi, consigné en permanence à la maison de santé. Je disposais d'une vaste chambre, dans un pavillon qui donnait, comme tous les autres, sur le parc. La « grande maison », au milieu des jardins, accueillait les pensionnaires pour les repas. Elle comportait, outre un salon, une vaste salle à manger où se réunissaient pour déjeuner et dîner les malades valides et non dangereux ainsi que les internes. Le Dr Delmas, directeur de l'établissement, appliquait des méthodes très avancées pour son temps et estimait que la meilleure thérapie consistait à organiser, pour les personnes soignées à Ivry, le cadre de vie le plus normal possible — une pratique devenue aujourd'hui plus courante, qui contrastait fortement, à l'époque, avec les habitudes asilaires des hospices psychiatriques. Parmi les convives de la « grande maison », on trouvait un colonel psychasthénique, un pharmacien morphinomane, un joueur de tennis mélancolique, une secrétaire hypomaniaque, etc.

Suivant l'usage, le Dr Delmas nous présenta le nouvel arrivant, sans consigne thérapeutique spéciale. D'emblée l'aspect de Petiot me frappa : petit, maigre, un teint mat, les cheveux foncés, négligés, une mèche sur le front. Mais il détonnait surtout par son silence et son regard. Des yeux très noirs, très mobiles, petits et profondément enfoncés dans les orbites. Un silence hautain, distant. L'homme vivait totalement replié sur lui-même, se désintéressant de son entourage. A table, il n'écoutait jamais personne. Quand il se mettait à parler, il coupait n'importe quelle discussion pour raconter à haute voix ce qui lui passait par la tête. Vis-à-vis des internes, il affichait une attitude de supériorité, cherchant à les embarrasser par des questions scientifiques ou médicales. Manifestement, il aimait choquer — en particulier une jeune interne devant laquelle il prenait un malin plaisir à raconter les histoires les plus obscènes.

Il manifestait d'ailleurs la même indifférence affective au personnel médical qu'aux malades. Un soir, mes collègues ont pu le voir se conduire d'une façon inouïe. A la suite d'un accident de motocyclette, j'avais reçu du sérum antitétanique et fis une réaction extrêmement violente ; pris de malaise à la fin du dîner, je m'effondrai dans l'entrée. Petiot qui me suivait pour se rendre dans le parc, m'enjamba purement et simplement sans se préoccuper de mon état. Inutile de dire que je n'avais aucune sympathie pour ce froid égocentrique et me contentais d'entretenir avec lui des rapports strictement professionnels. Un jour, il apprit que je jouais parfois aux échecs avec les pensionnaires, plaisir que je délaissais depuis quelques semaines pour potasser mes examens (j'étais alors en fin de cinquième année, et j'avais découvert la médecine légale avec un intérêt qui allait grandissant). Peu de temps après, Petiot pénétra sans frapper dans ma chambre. Il tenait sous le bras un jeu d'échecs qu'il déposa sur ma table de travail, repoussant dédaigneusement mes livres, et s'installa péremptoirement devant moi. C'était ce qui lui faisait plaisir, ce qu'il avait décidé à cet instant-là. Désir à satisfaire immédiatement et sans délai. Je ne protestai pas trop. Après tout, c'était un pensionnaire comme les autres, il avait droit à notre bienveillance... Le malin en a largement profité. Quand l'envie lui en prenait, il revenait m'importuner avec son jeu d'échecs...

Posant un jour l'échiquier sur mon bureau, il aperçut le *Traité de médecine légale* du Pr Balthazard, mon livre de chevet à l'époque. Il me dit : « Tiens, ça vous intéresse ? Moi aussi. J'ai d'ailleurs fait ma médecine légale à Paris quand j'exerçais à Villeneuve-sur-Yonne. » Il ne fabulait pas, c'était tout à fait vrai, j'ai pu le vérifier par la suite !

Un mois après son internement, Petiot demanda sa libération. Et l'obtint, malgré l'avis de trois psychiatres qui le décrivaient comme un individu sans scrupule, dénué de tout sens moral, devant être gardé en asile psychiatrique « par précaution pour l'ordre public ».

Je devais le revoir beaucoup plus tard, pendant les années d'Occupation. J'étais alors médecin généraliste et n'avais pour circuler qu'une bicyclette et un brassard « *Ausweiss* ». Un beau jour de 1942, place de la Trinité, un cycliste me coupa la route : c'était Petiot. Nous échangeâmes quelques mots et je remarquai une énorme valise sur son porte-bagages avant. Une sacoche médicale ? Un peu volumineuse ! « L'ami Petiot doit faire du marché noir », pensai-je. Quelques années après, en observant, au musée de l'Institut médico-légal, les photos des valises dans lesquelles l'étrange médecin transportait ses victimes dépecées, je reconnaîtrai la fameuse sacoche...

A l'Institut médico-légal, c'est le Pr Dérobert, mon futur maître, qui examinera les cadavres mutilés camouflés dans les valises et découverts par la police sur les berges de la Seine et dans les terrains vagues. Il remarquera alors l'aspect particulier des incisions qui ont permis le dépeçage, la désarticulation et le « pliage » des corps dans les valises qui témoignent d'une bonne connaissance de l'anatomie. D'autres éléments renforcent cette première impression. La pulpe des doigts a été supprimée pour rendre impossible l'identification des empreintes digitales. Enfin et surtout, Dérobert découvrira la même blessure sur la plupart des cadavres : une petite plaie en haut de la cuisse droite, faite après la mort. Une plaie que tout médecin légiste connaît bien, une habitude du métier : pour éviter de se piquer et de s'infecter avec la lame du bistouri, entre deux incisions on pique le scalpel en haut de la cuisse du mort.

Dérobert en conclura que le criminel devait être médecin, peut-être même médecin légiste !

Comment a-t-on pu laisser en liberté ce fou qui a tué et brûlé dans sa chaudière plus d'une vingtaine de personnes, israélites ou engagées dans la Résistance, après leur avoir promis l'évasion hors de France et les avoir dépouillées de leur argent ? Comment même a-t-on pu auparavant laisser ce médecin pratiquer si longtemps alors que, depuis le début de ses études, son parcours professionnel était émaillé de séjours plus ou moins longs en hôpital psychiatrique : il passa même sa thèse brillamment avec mention très bien en 1921, pris en sandwich entre deux diagnostics : « psychasthénie avec fugues et amnésie » en 1920, « démence précoce » en 1923 ! Quoi qu'il en soit, quand je lirai dans les journaux, au cours du procès qui eut lieu en 1946, que « le Dr Petiot nie avoir jamais eu de connaissances en anatomie et en dissection » — preuve décisive selon lui pour le disculper — je me rappellerai notre discussion devant le livre de Balthazar..

Le Pr Balthazar tenait ses élèves en haleine. Cet ancien polytechnicien possédait au plus haut point l'art de l'enseignement. Petit et très corpulent, il n'avait pas son pareil pour truffer un cours d'anecdotes « parlantes » destinées à nous ancrer quelques principes dans la tête. Je m'inspirerai fortement de sa méthode quand je serai devenu enseignant à mon tour.

Balthazar reste l'une des figures les plus célèbres de la médecine légale et ses travaux sur la détermination de l'heure de la mort ou sur la « faune des cadavres » méritent de connaître une notoriété mondiale. Je me souviens qu'il divisait en escouades les différentes familles d'insectes qui viennent, après la mort et successivement, s'emparer d'un cadavre laissé en plein air. Il nous racontait comment le fait de retrouver ensuite tel et tel vestiges de diptère ou de coléoptère dans les vêtements ou au cours de l'autopsie permet de dater approximativement le moment du décès, même lorsque celui-ci remonte à deux ou trois ans. En l'écoutant, ce qui peut paraître répugnant aux profanes ne nous choquait pas le moins du monde. Il rendait aux choses de la vie leur sens naturel. Un homme qui meurt devient un cadavre et il entre alors dans le grand cycle écologique qui permet aux uns de se nourrir et aux autres de retourner à la poussière. Restaient les questions essentielles : « Un homme est retrouvé là, dans telle position. Il présente tels et tels signes, telles et telles caractéristiques à l'autopsie. Quand et comment est-il mort ? »

J'obtiendrai une des meilleures notes en médecine légale à la fin de cette cinquième année. La chance m'avait à nouveau souri : parmi les questions posées, le Pr Balthazar nous avait demandé de détailler les lois qui régissaient l'internement en psychiatrie. Je venais de passer un an à Ivry, je connaissais les règlements par cœur. Si la guerre n'était pas survenue je me serais peut-être dirigé vers la médecine légale à la fin de mes études. Mais en 1939, je partis faire mes classes puis la guerre...

A la Libération, et après plusieurs expériences professionnelles successives (médecine générale, chirurgie, médecine du travail que nous avons fondée avec un groupe de confrères), je suis pressenti pour devenir le médecin chef de la Médicale de France, compagnie d'assurances pour le corps médical. Il faut de solides notions de droit médical ? Qu'à cela ne tienne, je retourne sur les bancs de la Faculté pour y préparer la spécialité de médecine légale. Cette fois sera la bonne : j'ai trouvé ma voie. En 1949, le titulaire de la chaire de l'Institut médico-légal est le Pr Piédelièvre. Grand, fort, l'esprit clair et synthétique, il a l'intelligence de laisser le champ libre à son adjoint, le Pr Dérobert, son contraire physique. Ce petit homme sec qui a hérité de la pédagogie exceptionnelle de Balthazard va devenir mon maître.

Dérobert alliait à la rigueur de l'esprit scientifique une totale honnêteté intellectuelle. Sa devise, gravée sur un marbre posé sur son bureau, était « *Non concedo* » et je peux témoigner qu'il la suivait à la lettre... ce qui rendait parfois les rapports difficiles avec ceux qui auraient aimé plus de souplesse ! J'ai eu la chance que Dérobert me choisisse très vite comme assistant... J'arrivais au labo pour suivre les cours. Il passait la tête par la porte : « Martin, je vais à Dreux faire une autopsie, vous venez ? »

Et comment ! Je m'empressais de le suivre. J'ai tout

appris de cet homme : la méthode à respecter, les gestes à ne pas faire, les constatations immédiates, les vérifications, les termes des rapports, les raisonnements et la prudence... surtout la prudence !

III

LA MÉDECINE LÉGALE FORAINE

« VOTRE métier, Martin, vous l'apprendrez sur les routes », affirmait Léon Dérobert à son assistant. Paris était alors la chasse gardée de quelques médecins légistes de renom dont la réputation n'était pas toujours un gage de compétence. « Si vous voulez de belles affaires, de celles qui instruisent, qui forment le jugement, allez en province. » Villes et villages de France, croix en fer des petits cimetières, taillis des lieux-dits, vieilles granges, hôpitaux ruraux, gendarmeries… je les ai vus défiler au rythme de soixante à quatre-vingt mille kilomètres par an. Au début, j'accompagnais mon maître au hasard des missions qui lui étaient confiées. Plus tard, nommé responsable de l'Institut médico-légal, place Mazas, et de l'enseignement universitaire, il dut progressivement abandonner les randonnées. Il me regardait partir, nostalgique et un brin jaloux, mais fier, je crois, de voir son élève de plus en plus requis par les magistrats régionaux.

J'ai adoré ce métier ambulant, cette « médecine légale foraine » comme l'appelait Dérobert. Seul sur les routes, à toute heure et par tous les temps, à l'entière disposition des magistrats, je partais accomplir mon tour de France, insolite compagnonnage où j'apprenais seul les finesses du métier.

En hiver, de nuit, sur des routes solitaires et verglacées, je craignais de verser dans un fossé sans aucun espoir de secours avant le matin. On m'aurait retrouvé, congelé dans la ravine, belle fin pour un médecin légiste. A l'époque, je dormais quatre à cinq heures par nuit. Pour pratiquer l'autopsie d'un cadavre, les conditions de travail étaient alors beaucoup plus difficiles qu'aujourd'hui. Faute de disposer d'un établissement spécialisé pourvu d'un appareil de radiographie et d'un laboratoire, je me retrouvais, muni des quelques instruments que contenait ma sacoche, dans les endroits les plus saugrenus : une morgue hospitalière rudimentaire, sans eau ni électricité, le hangar du cimetière où le fossoyeur rangeait ses outils, ou, en Vilaine, la cantine de l'école, dont la porte était trop étroite pour que l'on puisse introduire le cercueil sur un chariot ; le maire l'a fait passer par la fenêtre au moyen d'une pelle à foin.

Un soir, j'ai dû faire l'examen d'une petite fille à la seule lueur de mes phares allumés. La pauvre enfant était grimpée sur une armoire, avait découvert un objet inconnu pour elle : un gros œuf en fonte, lourd, à la surface quadrillée, avec un anneau. Curieuse, elle tire sur cet anneau. La grenade explose, l'enfant est déchiquetée. Le juge demande une autopsie immédiate. Il veut inculper séance tenante le père, un ancien F.T.P., qui a conservé bêtement chez lui cet engin explosif. J'opère en fin de soirée, sur une table installée en plein air dans un petit cimetière près de Nemours. Mais la nuit tombe et les gendarmes ne disposent d'aucun éclairage. Les phares de mon automobile, poussée le plus près possible de la table, font office de Scialytique.

Les nécropoles de campagne ne comportaient souvent aucun abri. On fermait alors la cité des morts pour quelques heures et je travaillais dehors, en bras de chemise. Un jour qu'il pleuvait à torrents sur la Brière et que nous ne trouvions aucun refuge, le fossoyeur disposa le cercueil ouvert sur le sol, contre une fourragère, puis attacha le haut d'une bâche aux ridelles en en maintenant le bas avec de gros moellons. Parfois, la scène frisait le surréalisme. Je me souviens d'un cimetière de Corbeil sous la neige : le juge s'abritait sous un parapluie et un aide chassait, au-dessus de moi, les gros flocons qui menaçaient de recouvrir le cadavre. Il me fallait ponctionner du sang pour le faire analyser. Le prélèvement effectué, je posai le flacon sur une pierre tombale et poursuivis ma tâche. Mais plus tard, lorsque je voulus reprendre le bocal, il était pris dans la glace et nous eûmes un mal fou à l'arracher au granit.

Je redoutais de travailler dans de telles conditions car il est dangereux de tenir le bistouri avec des doigts engourdis par le froid. Les gestes deviennent moins précis, le bistouri peut glisser, s'embrocher sur la main opposée et l'on risque alors une infection grave.

Un après-midi de décembre, je me rendis au cimetière d'Argenteuil pratiquer l'autopsie d'un noyé repêché dans la Seine. La morgue, fort bien installée, était équipée, luxe alors exceptionnel, de chambres froides. Malgré l'hiver qui sévissait, le préposé eut l'idée de placer le cadavre dans un tiroir du frigo. Lorsqu'il me l'apporta, le corps était si congelé qu'on ne pouvait y faire la moindre incision. Le juge était pressé, l'affaire délicate. Je pris des mesures radicales : on ferma le portail d'entrée et on exposa le cadavre dehors, sur un brancard, au soleil éclatant d'un ciel heureusement sans nuages. Et j'attendis, assis pensivement sur les marches de la morgue. J'attendis tout l'après-midi avant de pouvoir autopsier le noyé. Par chance, les saisons passent. Le printemps revenu, la fréquentation des cimetières de campagne redevient agréable. On goûte le charme des coteaux fleuris où ils sont souvent installés et le chant des oiseaux. Je me souviens d'un de ces charmants endroits où, tandis que j'opérais, le greffier du tribunal cueillait des violettes avec ma secrétaire.

Quand je raconte ces histoires à mes amis, ils s'étonnent que j'apprécie le charme bucolique des paysages au lieu de frémir d'horreur devant les cadavres plus ou moins abîmés que j'examine. Mais je n'ai jamais éprouvé le mouvement de répulsion qui saisit le vivant devant le mort.

A six ans, j'ai vu mourir mon grand-père, le régisseur des bois de Montfermeil. Je lui étais très attaché. Le soir à la veillée, tout en faisant griller du lard dans la cheminée, il me racontait des histoires de braconnier qui me fascinaient. Son agonie fut longue. Le médecin appelé à son chevet était passé à côté du diagnostic : un étranglement herniaire. Erreur d'autant plus tragique que ce vieillard de quatre-vingts ans jouissait d'une vigueur et d'une résistance exceptionnelles. J'étais avec ma grand-mère cette nuit-là. Elle m'a dit « Nous sommes tout seuls maintenant. » J'ai regardé mon grand-père, j'ai vu son visage se détendre alors que peu de temps auparavant, il était encore crispé par la douleur. J'ai pris sa main que j'avais connue si solide. Elle était encore chaude, elle qui avait si souvent tenu la mienne, toute petite, nichée dans sa paume. Cette impression de calme, de tranquillité, m'a empêché de pleurer. Nous nous sommes agenouillés avec ma grand-mère et nous avons prié dans le clair-obscur de cette chambre close pleine de paix.

Tout au long de mes études de médecine et durant ma carrière où j'ai observé des dizaines de milliers de morts, j'ai à chaque fois retrouvé intacte cette impression d'apaisement. On raconte parfois des histoires effrayantes sur des personnes tuées de mort violente qui garderaient sur le visage une mimique d'épouvante. Rien de plus faux. Le visage est toujours serein puisque la détente musculaire est totale.

L'autopsie repose sur des gestes identiques à ceux du chirurgien qui opère pour guérir. Le légiste, lui, recherche les causes du décès mais son travail comporte le même respect de l'individu. Notre enveloppe mortelle se dégrade rapidement. C'est la réalité, il faut s'y faire. Mais l'essence d'un être dépasse largement cette dépouille et pour moi la répugnance ou l'effroi ne naissent pas de l'objet mais du regard qu'on lui porte.

Certes, cette philosophie, je le reconnais, peut ne pas être partagée ! Un fossoyeur me l'a brutalement fait comprendre un jour d'orage, à Bures-sur-Yvette, où je devais examiner une femme enceinte, morte dans des conditions suspectes.

Comme dans maints villages, le hangar à outils de l'employé faisait office de morgue improvisée. Contre le mur, une table en ciment assez inclinée, sur laquelle devait reposer la dépouille. La femme était très lourde et avait tendance à glisser vers le bas. Je demandai alors au fossoyeur de la maintenir pendant que je l'examinais. Alors que je commençais à opérer, le ciel se couvrit de plus en plus. Soudain l'orage éclata. Un orage dantesque qui zébrait d'éclairs fous le vieux hangar. Le fossoyeur poussa brusquement un cri étranglé et s'enfuit. Le cadavre glissa et tomba au pied de la table. Que faire ? Attendre la fin de l'orage et le retour du peureux ? Pendant combien de temps ? A cette époque, j'étais costaud. Une pratique régulière de l'haltérophilie m'avait même doté d'une grande force physique. J'empoignai la pauvre femme, la hissai sur la table d'où elle menaçait sans arrêt de tomber et me dépêchai de terminer ma tâche. L'orage passa. Je n'ai pas revu le fossoyeur...

Je n'ai pas parcouru la France entière, bien entendu mais j'ai sillonné à fond quelques départements. L'Aube en particulier... Tout au début de mes déplacements, je rencontrai, près de Troyes, un juge d'instruction et le président du Conseil de l'Ordre qui me demandèrent d'assurer les fonctions de médecin légiste dans le ressort du tribunal : non seulement j'accomplirais toutes les autopsies mais examinerais les victimes des accidents de la route J'acceptai d'autant plus facilement qu'à l'époque je n'étais qu'un illustre inconnu et que les kilomètres ne me faisaient pas peur. C'est ainsi que pendant une vingtaine d'années, je devais non seulement fréquenter tous les cimetières de l'Aube mais aussi me rendre un ou deux samedis par mois à l'hôpital de Troyes pour examiner les blessés de la circulation. Les confrères de Troyes m'accueillirent avec enthousiasme. Ma venue mettait fin à des querelles intestines et mon titre de spécialiste m'a amené à débrouiller des situations parfois délicates.

Peu à peu, mon champ d'action s'étendit à la région parisienne mais aussi au Poitou, à la Charente, l'Auvergne, l'Hérault et la Loire-Atlantique où je possède une maison. Dans ce dernier département, j'allais apprendre une autre facette de mon travail : les expertises demandées par la Sécurité sociale en cas d'accident du travail. L'emploi du temps était harassant mais le métier rentrait peu à peu et je finis par vérifier la sagesse des conseils du Pr Dérobert en tentant de résoudre les énigmes les plus embrouillées... ou celles que les experts sont le plus souvent amenés à résoudre : « Est-ce un crime ou un suicide, docteur ? »

Je me souviens de deux exemples typiques de ce crucial problème. Le premier a pour décor le fin fond du département de l'Aube, à quelque 180 kilomètres de Paris. On avait retrouvé dans un bois le cadavre d'un ingénieur de la région parisienne. Après avoir remarqué une trace de balle sur le cuir chevelu, au niveau de l'occiput, j'extrayais du cerveau un projectile 7,65 à l'origine de la mort. Or, les gendarmes n'avaient retrouvé ni arme ni voiture à proximité du corps et le plus proche village se trouvait à plusieurs kilomètres. La famille de l'ingénieur, qui précisa qu'il était dépressif depuis quelques semaines, ne doutait pas du suicide. Drôle de suicide...

Les gendarmes ouvrirent une enquête qui fut très longue à aboutir. Pourtant, à la campagne, on sait tout sur tous... Par exemple, le petit gars-là, le fils de l'Émile, il avait une bien belle bicyclette, un peu trop luxueuse pour aller aux champs. Les pandores interrogèrent le jeune garçon : il était allé se promener dans les bois, y avait trouvé une bicyclette et une arme à laquelle s'accrochait encore un cadavre. Il avait laissé le cadavre, empoché l'arme et enfourché la bicyclette. Gardant tout son sang-froid, il ne prévint évidemment personne, cacha l'arme et n'utilisa la bicyclette qu'après une prudente expectative. L'ingénieur parisien s'était donc bien suicidé. Pourquoi tant de kilomètres avant d'appuyer sur la gâchette ? Sans doute à cause d'un tenace souvenir de guerre, période où il avait séjourné dans les bois de l'Aube avec son régiment. Le voleur de bicyclette, trop jeune, n'a été inculpé ni de détention d'arme, ni d'injure à magistrat... et à médecin légiste !

Bien des années plus tard, je fus confronté à un cas extraordinaire. Un homme décédé, allongé sur son lit ; sur la table de chevet, un verre vide avec un dépôt blanchâtre au fond. Les gendarmes n'en furent pas moins intrigués car la porte du pavillon était restée ouverte ; et les voisins avaient vu une automobile stationner devant les grilles du jardin. Le médecin du pays conclut à un suicide par barbituriques. Mais le procureur s'entoura de précautions et nous demanda notre avis. Le cadavre ne présentait apparemment rien de suspect. Aucun coup, aucune marque de violence. Nous opérâmes à deux. Pendant que mon confrère pratiquait l'autopsie, je voulus l'aider en examinant les viscères. Quelle ne fut pas ma surprise, en recueillant le contenu de l'estomac pour l'analyse toxicologique, d'y trouver une balle de revolver. Le mort aurait-il avalé le projectile ? Curieuse méthode pour un suicide ! J'examinai attentivement le cou, le haut de l'œsophage. Rien, pas une trace même minime, d'impact de balle. Je scrutai la bouche, les dents... et j'aperçus une minuscule perforation au niveau du palais. Une balle avait bicn été tirée, mais elle n'avait pas traversé l'os. On ne retrouva aucun revolver dans la maison. Les analyses toxicologiques montrèrent que la quantité de barbituriques absorbée était bien trop faible pour entraîner la mort.

Récapitulons : l'homme a reçu une visite peu de temps avant sa mort. Un coup de feu est tiré dans la bouche, la balle ne fait qu'érafler le palais. La victime était encore vivante à ce moment-là puisqu'elle a avalé le projectile. Crime ou suicide ? Nous n'avons jamais pu trancher, et encore moins déterminer exactement la cause de la mort.

Très souvent, lorsque les journalistes livrent les résultats de leur enquête concernant le suicide « mystérieux » d'une personnalité locale ou nationale, ils insistent sur le fait que : « L'entourage ne comprend pas cet acte désespéré. M. ou Mme X avait encore plaisanté avec des amis la veille au soir... » Ma longue expérience des suicides m'aura au moins appris que l'attitude calme ou enjouée que peut présenter un individu quelques heures avant sa mort ne contredit absolument pas la thèse du suicide. J'ai pu constater à plusieurs reprises, au cours des enquêtes de police, cette opposition entre l'apparente décontraction des derniers contacts sociaux et la détresse que révèle ensuite l'acte désespéré.

La scène se passe à Villeneuve-Saint-Georges dans un pavillon moderne. Dans un souci esthétique, la maîtresse de maison a voulu des poignées de porte anciennes, rondes, en cuivre. Le couple mène une vie aisée. Lui est ingénieur dans une usine de la région parisienne, elle travaille dans une banque à Paris. L'homme vient de subir un léger accident de la route et son médecin lui a prescrit quelques jours de repos. Un matin, il accompagne sa femme à la gare. Il plaisante avec elle, fait même remarquer que « c'est bon de tirer sa flemme ». Le soir, en rentrant, sa femme le trouve pendu à la porte de la chambre conjugale, un lien passé autour des belles poignées anciennes.

Que s'est-il passé dans la tête de cet homme qui avait toujours paru particulièrement équilibré, qui n'avait jamais présenté d'épisode dépressif antérieur ? Le couple s'entendait à merveille, n'avait apparemment aucun problème. L'autopsie ne révéla que des signes évidents de pendaison, sans la moindre trace de violence : le suicide était certain. Je n'ai pas relevé de maladie grave qui aurait pu décider l'homme à en finir avec la vie et l'examen toxicologique n'a retrouvé aucune drogue...

Lorsqu'un individu décide brusquement de mourir, il arrive qu'il cache soigneusement ses intentions, par pudeur ou par impossibilité de communiquer. Mais il se peut aussi qu'il n'y ait aucune préméditation. Les psychiatres parlent alors de « raptus anxieux », une angoisse soudaine qui envahit l'individu et le pousse irrésistiblement à se supprimer. Une telle conduite n'est pas rare, même si elle pose un vrai problème aux enquêteurs : toutes les investigations laissent penser que le suicide est incompréhensible et l'on ne retrouve jamais l'assassin !

L'exemple le plus dramatique de suicide que j'ai constaté est celui, collectif, de toute une famille... Appelés en urgence par une voisine, nous trouvâmes quatre cadavres dans le salon, assis dans des fauteuils : la mère, les deux fils âgés de quatorze et vingt-trois ans, le père, une carabine magnum 314 auprès de lui ; dans la chambre à coucher, allongés sur le lit, deux autres corps, ceux de la grand-mère et de la tante. Le père avait tué tous ses proches de la même manière : une balle en plein cœur, à bout portant, puis il s'était tiré une balle dans le crâne... Et les victimes n'avaient pas bougé ! Nous n'avons retrouvé aucune trace de lutte, aucun désordre dans les vêtements. Les analyses toxicologiques restant toutes négatives, il a bien fallu se rendre à l'évidence : enfants, femme, grand-mère, tante, tous étaient consentants. Quels arguments a bien pu développer le père pour qu'ils acceptent aussi facilement de disparaître ? Il avait laissé une lettre disant que, écrasé par les dettes, il ne pouvait survivre au déshonneur. Apparemment, les siens ont voulu partager son sort. Et la décision fut soudaine puisque la famille rentrait tout juste des sports d'hiver.

Dans les campagnes, toutes les statistiques le montrent, les suicides sont particulièrement fréquents. Et l'une des méthodes les plus souvent choisies reste la pendaison. Parfois, on aide beaucoup, la victime à se pendre.

Le premier tableau qui se présente au légiste est classique : le pendu dans la grange, un tabouret à ses pieds. Un jour, à Mézières, un paysan d'une soixantaine d'années offrit aux gendarmes cette macabre vision. C'était un dimanche et l'homme, qui avait la réputation d'un alcoolique paresseux et violent avec sa famille, avait été aperçu ivre le matin même. Lorsque j'arrivai sur les lieux, mes premières observations semblèrent conforter l'hypothèse du suicide : la corde avait été laissée sur le cou du cadavre. Le nœud coulant était bien latéral, le sillon laissé par la corde bien marqué sur la peau du cou. Mais j'aperçus de nombreuses petites ecchymoses et griffures. Il est vrai que la corde était rugueuse. N'empêche qu'à l'autopsie, je constatai des fractures du larynx. L'ensemble me parut peu compatible avec une simple pendaison… L'homme aurait tout aussi bien pu avoir été étranglé à la main puis pendu par plusieurs personnes, car il pesait lourd.

C'est ce qu'avouèrent plus tard la mère et les trois enfants. Le paysan s'était montré particulièrement agressif et hargneux ce jour-là. Armé d'un couteau, il avait voulu tuer la fille aînée, puis sa femme qui s'interposait. Alors le fils avait bondi, l'avait saisi par le cou pour le maîtriser, puis, la colère aidant, avait serré, serré, serré… Le père s'effondra. La famille s'affola, décida d'organiser un suicide, traîna le vieil ivrogne à la grange. Les trois femmes le soulevèrent pendant que le jeune homme monta sur un tabouret et fixa la corde autour de la poutre. On hissa enfin le lourd paquet… le tabouret tomba. On le laissa. Cela ferait plus naturel…

Cette famille inspirait une profonde pitié, mais un parricide conduit en cour d'assises. Le jour du procès, tout le village vint témoigner en faveur du garçon. Le président, magistrat sévère et inflexible, se braqua pourtant contre l'inculpé, ne lui laissant aucune chance, et rien ne fléchit le jury campagnard : le jeune homme fut condamné à vingt ans de réclusion criminelle. Le juge d'instruction et moi étions atterrés. Qu'est devenu ce pauvre garçon ?

Des histoires dramatiques liées à l'alcool, j'en ai recueilli des centaines.

Un 1er novembre triste, pluvieux et froid, je fus appelé, avec le Pr Dérobert, dans le petit village de Montigny, en banlieue Nord de Paris : encore un alcoolique notoire victime de mort suspecte. Les gendarmes l'avaient trouvé tout habillé, gisant sur le plancher de la salle à manger. La famille donnait des renseignements confus. Le visage de l'homme nous parut bien violacé et des marbrures suspectes étaient visibles au niveau du cou. Mais où pratiquer l'autopsie ? Inutile de penser au cimetière : nous ne pouvions le faire fermer un jour de Toussaint ! Une boucherie se trouvait au bas de l'immeuble et le patron proposa, sans aucun humour noir, de nous prêter son étal. Nous acceptâmes l'offre sans grand enthousiasme, d'autant que le plan de travail fixé au mur ne permettait pas de tourner aisément autour du cadavre.

Malgré l'inconfort et l'éclairage défectueux, nous nous aperçûmes vite que l'homme avait été étranglé. Le procureur interrogea donc la femme et les deux enfants adolescents du couple. Il recueillit la classique confession pitoyable : l'ivrogne terrorisait son entourage, tout était prétexte à des cris et à des coups. La famille couvait sa haine. Le 1er novembre, complètement saoul, l'homme tomba par terre. La femme lui passa une corde autour du cou, fit un nœud coulant, et chacun tira à tour de rôle. On regarda l'horloge. Il faudra bien une vingtaine de minutes avant que l'homme cesse de respirer. Une indication précieuse, qui nous permit d'apprécier la possibilité d'une longue survie lors d'un étranglement au lien.

Nous avons remercié le boucher pour son hospitalité. Le brave homme était fier d'avoir aidé la justice. Nous l'étions moins car nous savions, par expérience, à quel point un alcoolique violent peut tyranniser ses proches et les pousser à un acte désespéré.

Nous pouvions relever régulièrement sur les routes d'autres conséquences désastreuses de l'éthylisme chronique. Combien ai-je examiné de blessés, de morts dont les traumatismes étaient dus à un chauffard aviné ! En France, pays du vin et de la bonne chère, l'opinion publique réserve des trésors d'indulgence au pilier de bar ou à l'alcoolique mondain : jamais saoul, toujours éméché. Pourvu qu'il ne soit pas mauvais bougre, il amuse. On parle de lui en termes enjoués : « Il a encore un coup dans l'aile », « Il a le gosier en pente », « Il était complètement noir. » Mais on oublie que le joyeux buveur qui prend son volant devient un assassin. La Prévention routière essaie depuis longtemps de lutter contre ce fléau. Elle n'est guère aidée dans cette tâche par les juges qui infligent encore trop souvent des peines dérisoires aux conducteurs alcooliques. Récemment, des conseillers ministériels proposaient, à la place de la sempiternelle amende ou même de la peine de prison, d'envoyer les chauffards responsables d'accidents graves soigner les blessés de la route. Un séjour à Garches ou dans les services hospitaliers de traumatologie les rendrait sûrement plus conscients du danger qu'ils font courir aux autres. Rien ne vaut, je crois, le contact direct avec la réalité, le fait de voir, en quelques minutes, une famille anéantie par la faute d'un ivrogne chronique ou occasionnel.

Je me souviens d'un pauvre vieux dont toute la maisonnée se résumait à un petit-fils très chéri, « un brave gars bien besogneux ». Une nuit, en plein carrefour, un automobiliste qui avait trop bu a ignoré les panneaux de signalisation : il heurta la motocyclette du brave petit gars qui s'en alla mourir dans le fossé, pantin disloqué et déchiqueté, percuté puis écrasé par la voiture folle.

Là encore, faute de mieux, j'ai dû examiner le corps

dans la maison du grand-père, sur la table de la salle à manger où l'éclairage de la suspension dessinait un halo, laissant le reste de la pièce dans l'ombre. Le vieillard effondré, qui acceptait mon travail avec simplicité, comme une dernière attention à son petit-fils, me racontait tristement tous ses souvenirs en contemplant le crâne fracassé du garçon qu'il avait élevé. Le conducteur était incarcéré mais je regrette qu'on ne l'ait pas conduit ce soir-là dans cette maison, près de la table de la salle à manger.

On trouve parfois des taux d'alcoolémie incroyablement élevés, à se demander comment les gens ont pu conduire, marcher, se lever même. Au tribunal, les magistrats en perdent leurs repères. L'un d'entre eux s'écria un jour, incrédule, en plein prétoire :

— Voyons, docteur, avec 3,50 grammes d'alcool dans le sang, on est ivre mort !

Je lui ai répondu fermement :

— Non, monsieur le Président, pas en France...

L'alcoolémie atteint parfois des sommets vertigineux. Ainsi, un dimanche pluvieux de décembre, deux ouvriers polonais, excellents amis, n'avaient trouvé qu'un seul moyen pour chasser l'ennui des dimanches maussades à la campagne : ils s'attablèrent dans la cuisine de l'un d'eux en compagnie de quelques bouteilles de vin. Arrivés à un certain degré d'ivresse, ils se disputèrent, le ton monta. Bientôt le différend sera réglé à la hache ; on allait les découvrir en fin d'après-midi dans une mare de sang. L'un était déjà mort. L'autre, grièvement blessé, ne survécut pas. Une quinzaine de bouteilles de vin vides jonchaient le sol. L'alcoolémie atteignait 7 grammes par litre dans un cas, 7,5 grammes dans l'autre... Ils étaient pourtant si peu dans le coma qu'ils ont achevé leur discussion par un combat à la hache.

Deux bons amis qui boivent ensemble peuvent cependant rester copains à la vie, à la mort. Ainsi, dans un chemin creux des environs de Mortagne, un ouvrier de ferme se pendit un soir. Mais la branche d'arbre qui le soutenait se trouvait à 1,50 mètre du sol. Le pendu avait donc les pieds par terre et une position « semi-assise ». L'homme, de petite taille mais de constitution robuste, portait ses vêtements de travail. Après l'avoir déshabillé, je constatai qu'il avait des « bleus » un peu partout, notamment sur les bras et les avant-bras. Pourtant, l'examen médico-légal le prouvait, sa mort était incontestablement due à la pendaison. L'enquête ne tarda pas à révéler que, la veille, il faisait le tour des bistrots des environs avec son meilleur ami, tous deux manifestement très éméchés et titubant à qui mieux mieux. Appréhendé par les gendarmes, le compagnon de beuverie, encore très imbibé, fut bouclé en chambre de sûreté le temps de retrouver ses esprits. Plus tard, il raconta fort simplement la virée nocturne.

« On avait bu, et Fernand, mon copain, m'a dit tout d'un coup : “ Alfred, je veux me pendre.

— Pourquoi donc, Bon Dieu ?

— Parce que je veux me pendre.

— Et pourquoi tu veux te pendre ?

— T'es mon pote, tu vas m'aider. ”

» Alors il a pris dans son sac la longe de sa vache et on est monté sur le talus. Il était tellement saoul qu'il ne pouvait pas se passer la corde autour du cou. Il a fallu que ce soit moi qui le fasse et qui l'attache à l'arbre… Ben après, il s'est laissé glisser… Que voulez-vous, je ne pouvais pas refuser ? C'était mon pote et il voulait se pendre... »

Les records en la matière ne sont pas l'apanage des classes sociales défavorisées. Nous avons un jour été témoins, dans un luxueux appartement de l'avenue Foch, d'un spectacle hallucinant. Le couple qui y vivait, assez dépareillé, s'unissait dans l'alcool. Élisabeth, quarante-deux ans, artiste peintre et Alain, vingt-trois ans, sans profession, s'étaient connus dans un hôpital psychiatrique où ils suivaient une cure de désintoxication. A leur sortie, ils décidèrent de ne plus se quitter. Les voisins appréciaient de moins en moins ces deux marginaux qui organisaient des réunions bruyantes où alcool et drogue étaient abondamment consommés. Un après-midi, vers 16 heures, la femme de ménage tomba en plein cauchemar : sur la table de la cuisine, au milieu de deux chandelles allumées, trônait un pot de chambre décoré de feuillages, portant l'inscription « A la mariée », dans lequel reposait la tête d'Élisabeth. Partout, un désordre indescriptible : bouteilles vides de whisky, de gin, d'alcools divers, vêtements, objets cassés. Dans la salle de bains, le reste du corps, très mutilé, de l'artiste peintre. Sur le lit, Alain avait laissé une lettre de quatre pages clamant son amour et tentant d'expliquer le carnage.

Le jeune amant fut retrouvé dans le service de réanimation de l'hôpital Cochin. Il avait exécuté son amie « parce qu'elle recommençait à boire » avant de tenter de se suicider. Lui avait bu une bouteille de whisky entière « à la régalade », tandis que son taux d'alcoolémie à elle atteignait 6,20 grammes.

Des chiffres aussi élevés sont tout de même rares. Avec les docteurs Lebreton et Garat, nous avons, autrefois, étudié au laboratoire le comportement de sujets ayant trop bu. Pour cette étude, nous nous sommes contentés d'une ivresse « expérimentale » inférieure à 2 grammes par litre : c'est là le taux le plus fréquent et, contrairement à ce que l'on croit, le plus dangereux, car il provoque des réactions agressives inconscientes. De nombreux sujets se sont soumis à nos tests, en particulier des personnes emprisonnées pour des délits commis sous l'influence de l'alcool, dont nous avions obtenu le consentement... ainsi que celui des magistrats !

L'expérience se déroulait toujours de la même façon : nous faisions boire au sujet, à l'éprouvette, la quantité d'alcool équivalente à celle qu'il avait absorbée au sommet des faits incriminés (en nous fondant sur le taux d'alcoolémie trouvé à ce moment-là). Notre cobaye passait ensuite des tests qui analysaient ses réflexes lors de stimulations auditives et visuelles. Ainsi utilisions-nous un simulateur de conduite. Au fur et à mesure de l'imprégnation alcoolique, nous assistions à une modification du comportement de l'individu et à de graves erreurs de conduite. Par exemple, nous avons vu un chauffeur de poids lourd, « très entraîné à boire » disait-il, oublier soudain de freiner sur l'obstacle : exactement la faute commise lors de l'accident qu'il avait provoqué.

Un notable versaillais, en détention préventive pour avoir traversé subitement l'avenue de la Reine, franchi le trottoir et fauché mortellement un piéton, se disculpait en invoquant une journée de travail écrasante, prolongée fort tard dans la nuit... mais son alcoolémie était à 1,80 gramme. Il avait accepté l'expérience avec hauteur mais perdait de sa morgue au fur et à mesure que son alcoolémie augmentait. A 1,50 gramme, il entrait dans la voie des confidences. Sous le prétexte fallacieux de « réunion de travail », il avait entraîné ses amis faire une bombe à tout casser et passé toute la nuit dans un lupanar de Montparnasse. Il a bien voulu reconnaître qu'au moment de l'accident... il n'était pas frais ! Sa Légion d'honneur et son passé de résistant lui ont valu une certaïne indulgence du jury, en dépit du fait qu'à cette époque déjà, nous avions fixé à 0,80 gramme le seuil de « dangerosité ».

Ces expériences, nous les avons poursuivies avec des volontaires étudiants ou nos collègues de travail. Les sujets ordinairement sobres se révèlent les plus vulnérables à l'alcool. Je me souviens d'un de nos jeunes collègues qui ne buvait jamais d'alcool. Ce jour-là, il avait subi une extraction dentaire. Mal en point mais n'écoutant que son devoir, il s'était soumis à l'expérimentation. Son alcoolémie n'atteignait pas 1 gramme qu'il se traînait à quatre pattes pour finir à plat ventre par terre, totalement incapable de se relever. La journée s'achevait, il fallait bien le ramener chez lui. Je l'ai emmené dans ma voiture, puis lui ai fait monter l'escalier sur mon dos. Quand sa femme a ouvert la porte, j'ai été fort mal reçu. J'ai eu beau lui expliquer que nous faisions une expérimentation, qu'il s'agissait d'une ivresse de devoir et non de plaisir, je ne suis pas sûr qu'elle m'ait immédiatement cru !

Après des années et des années passées sur les routes, ma carrière a suivi l'évolution de celle de Dérobert. Les permanences à l'Institut et les cours à la Faculté m'ont de plus en plus souvent cantonné au laboratoire. Je ne me déplaçais plus sur les lieux du décès, ne participais plus aux premières constatations et me suis rendu compte alors de l'importance de cette procédure pour comprendre un décès.

La « levée de corps », qui consiste à venir sur place examiner le cadavre, s'est révélée, chaque fois, une étape précieuse et irremplaçable. Tous les livres de médecine légale insistent sur son intérêt primordial : elle seule permet de noter l'état des lieux, la position du corps, de relever les lésions apparentes (visibles sans qu'il soit besoin de déshabiller le corps) et surtout, avec les policiers, de chercher les indices. Ne pas assister à la « levée de corps » rend parfois impossible de conclure un rapport...

Je peux citer une affaire récente, qui resta une énigme uniquement parce que je n'avais pas participé aux investigations initiales. Un appartement de Créteil, au cinquième étage d'un immeuble moderne. Un homme est assis à sa table, située à environ deux mètres de la fenêtre ouverte. Il lit un livre. Entre sa femme qui, soudain, se jette par la fenêtre. On la retrouve morte au pied de l'immeuble avec des fractures multiples. Le crâne est fracassé. Bien entendu, le juge voudrait savoir s'il s'agit d'un suicide ou d'une précipitation criminelle. La pauvre femme est donc acheminée vers l'Institut médico-légal, place Mazas.

Je retrouve des ecchymoses aux « zones de prise », c'est-à-dire sur les avant-bras, endroit où l'on saisit quelqu'un pour le contraindre ou l'aider à se mouvoir. De telles traces sont toujours éminemment suspectes, l'homme aurait-il « aidé » sa femme à tomber ? Impossible de conclure : aussitôt après la chute, le cadavre a été manipulé par les secouristes. Or les ecchymoses, qui d'ordinaire sont des lésions « vitales », peuvent encore se produire un quart d'heure environ après la mort. Ont-elles été provoquées par le mari avant la chute, ou après, par les pompiers ?

La reconstitution a lieu. La fenêtre s'ouvre à un mètre du plancher. La femme mesure 1,60 mètre. Il paraît difficile, voire impossible, qu'elle ait enjambé l'appui de fenêtre sans l'aide, au moins, d'un tabouret, d'autant qu'elle est très corpulente. Il n'y a ni tabouret ni siège en dehors de celui que le mari occupait ! Malgré les dénégations de ce dernier, je maintiens mon opinion : « Impossibilité d'une chute sans aide. »

L'enquête de police n'apportera aucun élément nouveau : il n'y avait pas de dissension entre les époux et les voisins n'ont entendu aucun cri. Le juge a clos son dossier sur un non-lieu ! Si j'étais venu examiner la femme au pied de l'immeuble avant que le corps soit manipulé, j'aurais pu regarder immédiatement les avant-bras. La présence d'ecchymoses aurait alors rendu la version du mari bien douteuse !

Quant au contact avec les magistrats, toutes les « affaires » rapportées dans ce livre montrent l'importance de la collaboration entre médecin légiste, policiers et juge d'instruction... à condition bien sûr, et ce n'est pas toujours facile, de ne pas se laisser orienter par les enquêteurs ni influencer par les déclarations de l'inculpé ou des témoins. Le médecin légiste doit participer à toute l'instruction : non seulement il peut éclairer le magistrat sur les circonstances qui ont pu présider au crime, mais de nouveaux éléments, de nouveaux indices relevés par la police peuvent l'aider à mieux comprendre les faits. Le drame de Clairvaux, rapporté plus loin, permettra d'illustrer ce point.

Mes occupations universitaires m'ont donc contraint à abandonner mon « tour de France ». J'en garderai une nostalgie tenace, des amitiés solides et quelques images amusantes. Je me souviens par exemple d'une journée pluvieuse particulièrement grise et maussade, où pourtant l'hilarité régnait dans la voiture de police qui nous amenait, une fois encore, sur les lieux du crime. Le greffier du juge nous lisait le plus sérieusement du monde un article paru le matin même dans le journal local, qui commentait, avec force détails, les résultats de l'autopsie que je m'apprêtais à effectuer.

IV

LE MÉDECIN LÉGISTE : MYTHE ET RÉALITÉ

Dans les romans et les films policiers, le médecin légiste exerce une étonnante séduction sur l'imagination des scénaristes qu'il semble fasciner et repousser à la fois. Cet homme, en réalité banal auxiliaire de justice, est bien souvent représenté comme une sorte d'original macabre se livrant aux expériences les plus mystérieuses en grillant cigarette sur cigarette.

Quand il arrive sur les lieux du crime, il commence par clamer : « J'espère que vous n'avez touché à rien ! » Puis il regarde la victime et affirme, péremptoire : « La mort remonte à une dizaine d'heures environ mais je vous fixerai plus précisément le moment du crime au labo. » Ensuite il examine le corps, livre d'abord ses premières impressions : « Il a été griffé, puis étranglé avec un lien. Bien après la mort, le criminel l'a frappé avec un instrument contondant »... suit un regard circulaire et pénétrant... « cette statuette de Chine par exemple ». Il se relève alors, regarde le commissaire droit dans les yeux et, détachant bien les syllabes : « Le corps a été déplacé après la mort. »

Deuxième tableau : le laboratoire. On entend quelques bruits lugubres puis le médecin légiste s'encadre dans la porte, infiniment las mais toujours pertinent : « Il est mort hier soir entre 20 h 56 et 22 h 13. » Pour finir, il ajoute certains détails précieux, du genre : « La victime était le troisième d'une famille de cinq enfants », avant de disparaître, tourmenté, dans les volutes du tabac.

Cet expert décrit dans les romans policiers a bien de la chance. En réalité, rien n'est plus difficile que de fixer l'heure de la mort (l'affaire de Bruay-en-Artois le prouvera plus loin) et s'il est des cas où l'on peut effectivement affirmer avec certitude que le corps a été déplacé, bien des fois, hélas, on ne peut que le supposer. Quant au scénario de la scène du meurtre, il est tantôt évident, tantôt fort obscur. Mais les créateurs de fiction, s'ils forcent la note, brodent sur un canevas réel : nous nous fondons sur un certain nombre de critères pour tenter de comprendre les circonstances d'un décès. Reprenons les différentes phrases prononcées par mon éminent confrère fictif, on verra qu'elles n'ont finalement rien de gratuit.

« *J'espère que vous n'avez touché à rien.* » Bien entendu, c'est à la police, arrivée la première sur les lieux, de veiller à ce principe fondamental : rien ne doit être manipulé avant que le photographe ait fait son travail, les techniciens recherché les empreintes, le légiste examiné la victime. Il est essentiel que ce dernier puisse observer le cadavre dans la position où il a été découvert, condition indispensable aux premières investigations. C'est ce que nous appelons la « levée de corps », pratique qui se perd de plus en plus aujourd'hui où la victime est envoyée directement à la morgue après avoir été brièvement examinée par un praticien généraliste qui, même s'il est consciencieux, n'a que de vagues connaissances en médecine légale. Les indices les plus précieux risquent ainsi d'échapper à la vigilance de tous et de disparaître à jamais.

« *La mort remonte à une dizaine d'heures environ.* » L'expert se fonde sur une première estimation grossière de la « rigidité cadavérique ». Tout le monde sait, pour l'avoir observé chez les animaux ou les humains, que le corps se raidit progressivement après la mort. C'est pour cette raison qu'il faut se hâter de faire la toilette du défunt, tant que la souplesse du corps permet un dernier habillage. La rigidité débute deux à trois heures après le décès. Elle envahit peu à peu tous les muscles et devient complète au bout d'une dizaine d'heures environ. Le cadavre se fixe alors dans une position autrefois familière aux veillées nocturnes : le menton légèrement relevé, les jambes très droites et, curieusement, les bras semi-fléchis, serrés contre le thorax. D'où le rite funéraire adopté par tant de cultures différentes et qui ne fait qu'obéir à l'évolution naturelle des choses : on croise les mains sur la poitrine du défunt et on y glisse un objet religieux. La rigidité cadavérique se maintient deux à trois jours avant de disparaître.

Apprécier le caractère plus ou moins complet de ce phénomène permet donc de dater approximativement la mort : 2 à 3 heures si le corps est encore souple ; 4 à 10 heures si la rigidité a débuté, selon son intensité et les muscles touchés ; enfin, de 10 heures à 2 ou 3 jours si elle est totale. Mais ce schéma de base comporte évidemment bien des variations (ce serait trop simple) : les conditions climatiques, par exemple, peuvent modifier cette évolution, de même que certaines maladies comme le tétanos, qui accélèrent la raideur musculaire... Autant de critères importants à prendre en compte pour ne pas tomber dans les erreurs les plus grossières.

Une fois installée, la rigidité fixe définitivement l'attitude d'un corps ou d'un membre. Les criminels le savent bien, lorsqu'ils déposent un pistolet dans le creux de la main de la victime pour camoufler un meurtre en suicide : la mort va crisper les doigts sur l'arme... Si elle est tombée par terre et qu'elle reste allongée sur le dos, la victime adopte, en se raidissant, la position classique décrite plus haut ; mais si elle tombe dans une fosse, si elle est poussée dans un placard étroit, ses jambes se replient et, ne pouvant s'étendre, restent figées dans cette posture caractéristique. Ce qui amène la troisième réflexion du pertinent légiste...

« *Le corps a été déplacé.* » Lorsque l'on retrouve par terre, sur le tapis de sa chambre, le cadavre d'un homme recroquevillé sur lui-même, il y a de fortes chances que cet homme soit mort ailleurs qu'à l'endroit où il est découvert. Après avoir été assassiné, peut-être a-t-il été transporté et laissé quelques heures dans un coffre de voiture, puis traîné sur le tapis... Mais trop tard, ses membres fléchis se sont raidis et garderont cette pose ! Prudence, toutefois, car certaines circonstances exceptionnelles peuvent donner au cadavre une attitude peu académique alors que le sujet a bien trouvé la mort sur le tapis. Deux autres repères vont permettre au médecin de vérifier ses soupçons.

Le premier concerne toujours le phénomène de rigidité : une fois celle-ci constituée, elle ne peut être rompue que par des manœuvres assez brutales et ne pourra alors plus se reproduire, ce qui est un excellent indice de manipulations post-mortem. Pour en donner un exemple, je fus un jour appelé à Argenteuil où une infirmière de l'hôpital avait trouvé, en rentrant chez elle, un ami probablement venu lui rendre visite et mort brutalement dans un fauteuil du salon. Je constatai, en opérant, que le décès était dû à une hémorragie cérébrale spontanée. Rien de suspect dans cette histoire donc, mais un fait m'intriguait : les bras étaient raides, alors que les jambes restaient molles. Curieuse rigidité ! L'infirmière finit par avouer qu'elle était venue retrouver son ami dans l'après-midi, et qu'au cours de leurs ébats il était mort subitement. Comme il s'agissait d'un homme marié et qu'elle voulait éviter le scandale, elle retourna à l'hôpital pour que personne ne remarque son absence. Après son service, elle rentra chez elle et traîna le corps de son ami du lit au fauteuil. Ce faisant, elle rompit la rigidité des membres inférieurs, d'où cette apparence paradoxale du défunt !

Le deuxième repère du légiste, que la presse cite parfois sans toujours bien en comprendre l'intérêt, ce sont les « lividités cadavériques ». Après la mort, le sang ne reste pas « en suspension » dans les vaisseaux sanguins. Il les traverse et, répondant aux lois de la gravité, « tombe » dans les parties basses du corps, venant imbiber les tissus. De larges taches violacées, les « lividités cadavériques », apparaissent alors dans ces régions, à l'exception des zones de pression. Par exemple, si le défunt est allongé sur le dos, les lividités apparaissent au niveau des lombes, des flancs et des cuisses mais pas sur les omoplates, les fesses ou les mollets, en contact avec le sol. Si le sujet est mort sur le ventre, les lividités se marquent sur le cou, les joues, le bas-ventre, les parties latérales des membres.

Chez un pendu, elles se situent sur le bas-ventre, les cuisses et les jambes.

Or, quand on retourne le corps peu de temps après la mort, les taches violacées vont éventuellement se déplacer et migrer vers les nouvelles régions déclives ; au bout d'une demi-journée, elles sont toutefois définitivement fixées et deviennent alors indélébiles. Les lividités témoignent donc de la position du corps au moment de la mort et on comprend l'intérêt qu'elles présentent en médecine légale. Je me souviens par exemple d'une femme, découverte à plat ventre, le visage dans une cuvette d'eau où elle s'était apparemment noyée, mais présentant des lividités dorsales ! Aucun doute, son cadavre était resté sur le dos avant que le criminel, imaginant une mise en scène, la retourne sur le ventre, le nez dans une cuvette. De même, des lividités dorsales chez un pendu dénoncent la supercherie.

Il arrive même que l'on trouve à la fois des lividités dorsales et ventrales : le corps a été laissé quelques heures sur le ventre, puis retourné sur le dos avant que les taches violacées ne deviennent indélébiles : les unes sont restées sur le ventre, les autres ont migré dans le dos après le déplacement du corps. Là encore, tout est affaire de nuances, de jugeote et d'expérience : par temps froid, les taches se fixent plus vite que par temps chaud, etc. Un expert qui ne se rend pas sur les lieux et attend tout bonnement son « client » à la morgue — ne saura jamais, en cas de mort très récente, si les lividités se sont formées sur les lieux du crime... ou pendant le transport en ambulance !

« *Il a d'abord été griffé puis étranglé avec un foulard. Après la mort, le criminel l'a frappé plusieurs fois avec un instrument contondant.* » Comment la seule observation d'un cadavre permet-elle d'établir la chronologie des coups et blessures portés avant la mort ? Tout simplement parce que le médecin légiste sait pertinemment que certaines des lésions qu'il observe n'ont pu être faites que du vivant de la victime, les autres après son décès.

Prenons l'exemple du fameux instrument contondant, très prisé des romans noirs. Est dit contondant tout objet qui, assené avec force sur la peau, y provoque une contusion : d'où les ecchymoses (les fameux « bleus »), les hématomes (quand une certaine quantité de sang s'est collectée dans les tissus), ou les plaies « contuses », c'est-à-dire avec des bords irréguliers, déchiquetés. Une massue, les pincettes de la cheminée, le bord d'une table, une statuette (de Chine ou d'ailleurs) sont des instruments contondants. Mais pour qu'ils provoquent ecchymoses ou hématomes, il faut que le sang ait gardé la faculté de se coaguler ! Après la mort, cette faculté disparaît, le sang reste fluide et le criminel peut toujours frapper à coups redoublés, la peau de la victime restera indemne de tout « bleu » ! Une femme tuée d'un coup de massue sur le crâne, qui présente des ecchymoses et des hématomes sur les jambes ou sur les bras, a indubitablement reçu des coups avant de mourir. En revanche si l'on découvre des fractures multiples sur les membres sans trace d'ecchymoses, il est évident que les blessures ont été faites après le décès.

Ecchymoses et hématomes représentent donc ce que l'on appelle les « lésions vitales ». Nous les recherchons systématiquement au niveau des bras et des avant-bras, « zones de prise » où l'on saisit un individu pour l'agresser ou se défendre de lui. Nous examinons aussi attentivement les mains, « zones de défense » avec lesquelles la victime cherche à se protéger en les mettant en avant, d'où des blessures fréquentes. Imaginons un vieillard trouvé inanimé sur le seuil de sa porte et dont la famille déclare : « Il avait le cœur fragile. » Peut-être, mais si, en le déshabillant, on observe des ecchymoses ou des hématomes sur les « zones de prise », il y a lieu de se montrer circonspect...

Les ecchymoses apparaissent sur le cou lorsque la victime est étranglée de son vivant. Si le criminel a utilisé un lien, un sillon plus ou moins profond se creuse sur la peau, et de chaque côté se forment des ecchymoses d'une forme particulière appelées « stigmates ». Les stigmates sont également présents après une strangulation à la main... et absents quand l'étranglement suit la mort. Le légiste peut donc réellement affirmer : « Il a d'abord été griffé, puis étranglé avec un lien. » Les griffures sur le visage et le cou, le resserrement du lien ont provoqué de petites ecchymoses qui attestent que l'individu était vivant quand il les a subis. Enfin le sillon laissé par le lien se superpose aux griffures, preuve que l'agresseur a griffé avant d'étrangler. Et si le médecin précise : « Après la mort on l'a frappé avec un instrument contondant », c'est qu'il a relevé que des coups violents avaient été portés sur le crâne ou ailleurs, sans provoquer d'ecchymoses ni d'hématomes.

Deuxième tableau : le labo

« *Le médecin légiste grille cigarette sur cigarette.* » C'était tout à fait vrai dans mon cas ! je fumais trois paquets de cigarettes par jour, sans compter les pipes et les cigares... à tel point que l'inspecteur qui m'assistait lors des autopsies en plein air avait pour consigne d'allumer mes cigarettes l'une après l'autre !

« *La victime est morte hier soir entre 20 h 56 et 22 h 13* »... affirmation qui permet ensuite un excellent suspense, puisque les principaux suspects ont, comme par hasard, un « trou » dans leur emploi du temps pendant les deux heures fatidiques !

Dans la réalité, une telle déclaration serait fort présomptueuse. Sur les lieux, le légiste a pu noter le degré de rigidité, vérifier la présence des lividités et faire une estimation approximative de l'heure du décès. Dans la salle d'examen, il va pouvoir, croit-on, s'aider d'une autre technique lui permettant d'apprécier l'état de la digestion et d'évaluer ainsi le temps écoulé entre la fin du dernier repas et le décès. Vain espoir !

Une de mes premières autopsies, qui remonte à la fin des années quarante, fut à cet égard fort instructive pour le légiste inexpérimenté que j'étais alors. On avait trouvé, au petit matin, deux hommes inanimés dans les bois de Saint-Léger-en-Yvelines : l'un mort, l'autre dans le coma. Le mort avait reçu deux balles dans le crâne, le comateux une seule, mais il succomberait à cette blessure une semaine plus tard. L'examen des projectiles permit de constater qu'ils avaient été tirés par le même « revolver d'ordonnance 92, calibre 8 millimètres », encore utilisé à l'époque dans l'armée française. Les deux victimes étaient des ferrailleurs aux activités douteuses. Ils avaient dîné la veille au soir avec un comparse, leur associé dans un trafic de graisses et lubrifiants, dans un restaurant réputé, près de Rambouillet, et s'étaient attablés vers 21 heures... A moi de déterminer l' « heure du crime » avec ces indications...

L'estomac de la première victime contenait des aliments peu digérés. Je situai donc le moment de la mort à 23 heures environ, soit deux heures après le début du repas. Dans l'estomac du second, celui qui mit une semaine à mourir et qui, alimenté par perfusion à l'hôpital, n'avait rien ingéré depuis le repas à Rambouillet, je notai aussi que la digestion avait à peine commencé. Cela ne m'étonna guère, puisque le coma ralentit toutes les fonctions de l'organisme, mais me confirma dans l'idée que le crime avait suivi de peu la fin du dîner. On arrêta le troisième larron qui reconnut avoir possédé un revolver 92, cadeau d'un parlementaire, camarade de Résistance. Il s'en était débarrassé il y a longtemps, en le jetant dans la Seine…

Aux assises de Versailles, je maintins fermement mon opinion quant à l'heure de la mort. Me Floriot, avocat de la défense, ne remit pas en cause mon raisonnement, tant « l'état de digestion du bol alimentaire » est alors un critère décisif. Mais sa plaidoirie fut remarquable et il obtint une peine insignifiante pour un double meurtre : neuf ans de détention. Grâce à quoi, quelques années plus tard, le coupable pourrait s'illustrer en kidnappant Moïse Tschombé, ex-président du Katanga, dans un avion privé.

Si Me Floriot, redoutable bretteur, avait soupçonné ce que l'on sait aujourd'hui des aléas d'un tel examen, avec quelle jubilation, il aurait mis ma déposition en pièces ! Ultérieurement, j'ai entrepris, avec plusieurs de mes collègues, en particulier Lebreton, d'étudier sous l'angle médico-légal les phénomènes de la digestion. Nous choisissions des cas simples : mort naturelle, à domicile, où nous connaissions l'heure du décès, la composition du dernier repas, la durée de l'agonie et les conditions psychologiques de la mort. Nous avions demandé à des internes d'étudier le contenu gastrique des malades décédés à l'hôpital, pour lesquels une autopsie avait été demandée. Nous n'avons jamais obtenu le moindre résultat probant, seulement des approximations.

Une des dernières affaires dont je me suis occupé avec Lebreton concernait un homme fortement soupçonné d'avoir tué sa femme, dont il était séparé. On avait retrouvé le cadavre de l'épouse au volant de sa voiture dans un parc de stationnement. Il était environ 19 heures et la jeune femme avait été étranglée. Je retrouvai dans l'estomac des petits pois intacts. Or, à midi, elle avait emmené son ex-mari en voiture dans un restaurant de Chantilly où on leur servit des petits pois. L'aubergiste estimait à 13 h 30 environ le départ de ses clients. L'homme déclara avoir quitté sa femme aussitôt après le repas pour se rendre chez sa mère regarder la télévision. Dans cette affaire, les résultats de l'examen gastrique, qui faisaient remonter la mort au début de l'après-midi ne cadraient pas avec l'enquête policière : le corps n'avait pu rester exposé dans la voiture tout l'après-midi sans que personne le remarque ! L'impossibilité de préciser davantage l'heure de la mort a permis au meurtre de rester impuni.

Des travaux récents autorisent dans certains cas une appréciation plus exacte de l'heure de la mort. Au-delà de quelques jours, inutile toutefois d'en espérer une grande précision ! Le globe oculaire contient une substance gélatineuse, l'humeur vitrée, qui reste longtemps stérile après la mort. Or des chercheurs américains ont constaté que le potassium contenu dans l'humeur vitrée se concentrait régulièrement dans les jours qui suivent le décès. Nous avons repris leurs travaux en dosant le potassium des yeux des cadavres. La méthode est simple : il suffit de ponctionner le globe oculaire, de confier l'analyse au laboratoire de biologie et de comparer la dose de potassium retrouvée aux standards fixés.

Grâce à cette nouvelle technique, nous avons pu écarter les soupçons qui pesaient sur un homme divorcé, qui continuait à gérer un commerce avec son ex-épouse. Celle-ci ne s'étant pas présentée un lundi matin, il n'osa lui téléphoner, par discrétion, et attendit qu'elle se manifeste. Le mercredi, il l'appela à plusieurs reprises, personne ne répondit. Il se rendit chez elle mais elle semblait absente. Le vendredi, inquiet, il retourna frapper à sa porte et, n'obtenant aucun signe de vie, prévint la police. On enfonça la porte : la femme gisait par terre, étranglée. L'ex-mari fut considéré avec d'autant plus de suspicion que le corps était en parfait état de conservation et que la mort paraissait très récente. Toutefois, la pénombre qui régnait dans l'appartement clos pouvait expliquer cet état. Nous avons pratiqué le test au potassium : les résultats obtenus prouvaient que la mort remontait au week-end précédent, que l'ex-mari avait passé avec des amis à la campagne.

Notre discipline devient de plus en plus scientifique et la recherche y tient une place importante. Ainsi, les méthodes à la base de la détermination des groupes sanguins sont désormais appliquées à d'autres liquides biologiques comme le sperme, ce qui permet d'identifier très précisément un violeur... Il est donc essentiel que le médecin légiste se tienne au courant de tous les progrès techniques. La plupart de mes confrères se spécialisent en biologie, en toxicologie, en hématologie, et même en ethnologie... Ils deviennent alors nos consultants dans des affaires particulièrement difficiles.

« *La victime est la troisième d'une famille de cinq*

enfants. » Là, l'auteur m'étonne. Je ne connais pas à l'heure actuelle de technique permettant de déterminer le rang dans une fratrie... Car le médecin légiste n'est pas un détective, son rôle est celui d'un technicien au service de la justice. Son art ne se limite pas à la pratique d'autopsies, il examine aussi les vivants : blessés sur la voie publique, victimes d'agression, prisonniers, patients mettant en cause la responsabilité de leur médecin... Lors d'une affaire criminelle, sa mission essentielle consiste à aider le magistrat à résoudre le problème posé. Quand un décès paraît suspect, on lui demande de faire une autopsie et de déterminer les causes de la mort. Si son rapport conclut à une mort naturelle, l'affaire est classée. Dans le cas contraire, le Parquet ouvre une information pour retrouver le ou les responsables de cette mort suspecte... Le légiste va intervenir tout au long de l'instruction, puis déposer en cour d'assises si l'enquête du juge d'instruction a abouti à l'inculpation d'une ou plusieurs personnes.

La mission que nous confie la justice comporte donc d'écrasantes responsabilités car une erreur de méthode ou d'interprétation, des conclusions trop hâtives risquent de contribuer à disculper un criminel ou à condamner un innocent. Si l'expérience du métier finit en effet par nous donner un certain flair, celui qu'exaltent les romans policiers, nous apprenons aussi à nous en méfier. Que vaut une géniale intuition quand elle n'est pas corroborée par les faits ?

V

L'OPINEL DE BONTEMPS

Le drame de Clairvaux, l'atroce exécution d'otages par deux détenus de cette célèbre prison située dans l'Aube, le procès mouvementé, la condamnation à mort des inculpés et leur exécution — souvenez-vous. L'affaire date de 1971 mais elle a suffisamment frappé les esprits pour que les noms de Buffet et Bontemps éveillent immédiatement un écho en chacun de nous. Plusieurs livres ont été consacrés à cette tragédie et je n'aurais rien à y ajouter si, en tant qu'expert, je n'avais été gravement et injustement mis en cause par l'un des avocats de Bontemps, Me Badinter, qui devait ensuite poursuivre la brillante carrière que l'on sait. Rappelons brièvement les faits afin de pouvoir ensuite expliquer précisément le rôle que je fus amené à jouer dans l'une des affaires les plus célèbres du siècle.

Le 21 septembre 1971, au deuxième étage du bâtiment neuf de la prison de Clairvaux, deux détenus, Buffet et Bontemps, s'enferment dans l'infirmerie avec trois otages : Nicole Comte, une infirmière de trente-cinq ans, Guy Girardot, vingt-cinq ans, un nouveau gardien, et un prisonnier, Claude Hoen, employé à l'infirmerie. Buffet et Bontemps, tous deux condamnés à la réclusion criminelle (le premier à perpétuité, le second à vingt ans), ont décidé de s'évader coûte que coûte. Leurs exigences ? En échange de la vie des otages, la liberté et les moyens de quitter la prison : une voiture munie du plein d'essence, un revolver, un pistolet-mitrailleur avec 250 cartouches et 10 millions de centimes. Chantage inacceptable : donner des armes à deux hommes prêts à tout, signalés comme très dangereux et qui profèrent déjà des menaces serait courir au-devant du carnage. Les autorités refusent de céder. Toute la journée, les négociations se succèdent au téléphone. En vain. Dans l'infirmerie, Buffet et Bontemps s'organisent. Ils sont tous les deux armés. Buffet, d'un couteau à longue lame parfaitement aiguisée que lui a fabriqué un détenu travaillant à l'atelier de fer. Bontemps, d'un banal Opinel acheté tout bonnement à la cantine, l'administration jugeant ce couteau populaire parfaitement inoffensif ! Bontemps fabrique des cocktails Molotov avec de l'alcool dont il arrose ensuite copieusement le sol : « Ce sera un holocauste », menace-t-il, si l'on ne se plie pas à leurs volontés. Rendus furieux par les tergiversations du directeur de la prison, puis du sous-préfet et du directeur des services centraux de l'administration pénitentiaire, les deux mutins décident de les intimider en simulant l'exécution de Girardot. Courageusement, Nicole Comte les en dissuade. Ils promettent alors d'égorger leurs prisonniers en cas d'attaque...

A la nuit tombante, la situation est totalement bloquée : les autorités refusent toujours de livrer les munitions, temporisent, n'essaient pas de négocier une reddition ou une sortie sans armes. Une lourde angoisse tombe sur Clairvaux, dans l'infirmerie où les otages se sentent perdus, bien sûr, mais aussi dans les cellules de l'établissement. Quand le garde des Sceaux, M. Pleven, prend la décision d'attaquer, tout a-t-il été vraiment tenté pour trouver une solution et protéger les otages ? A 4 heures du matin, le 22 septembre, les gendarmes font sauter les deux portes blindées, bloquées de l'intérieur par les révoltés, qui donnent accès à chacune des extrémités du couloir de l'infirmerie. Un jet de cocktail Molotov fait flamber l'alcool répandu dans le couloir, l'incendie retarde la progression des forces de l'ordre. Lorsque les gendarmes pénètrent enfin dans la salle de radiographie, Girardot et Mme Comte agonisent, égorgés. Le médecin du S.A.M.U ne pourra les sauver ni l'un, ni l'autre... La révolte s'achève dans un bain de sang qui laisse un veuf, une veuve et trois enfants orphelins.

La nuit du 22 septembre, Deponge et moi nous rendons à l'hôpital de Bar-sur-Aube où les corps des victimes ont été transportés. Arrivés vers minuit, nous devrons attendre jusqu'à 3 heures le lendemain matin que les autorités administratives et judiciaires soient présentes avant de procéder à l'examen des corps auquel assistera le médecin général inspecteur des prisons. D'après l'autopsie, les deux otages sont morts victimes de l'importante hémorragie qui a suivi un égorgement. Guy Girardot ne présente qu'une seule plaie, oblique, nette et profonde sur le côté gauche du cou. En revanche, et ce sera l'élément capital du dossier, nous constatons deux blessures sur la gorge de Mme Comte : l'une, à gauche, ressemble en tout point à celle du jeune gardien, l'autre, à droite, a un aspect totalement différent. Il est fort peu probable que la même arme ait provoqué ces deux plaies.

Le rapport que nous rédigeons précise les caractéristiques de la blessure située sur le côté droit du cou de Mme Comte : horizontale, complexe, quadrangulaire, le bord supérieur en est rectiligne et effilé, le bord inférieur déchiqueté. Cette plaie a été provoquée par plusieurs coups qui ont fracturé le larynx et une vertèbre cervicale et dilacéré les muscles mais, chose curieuse, sans provoquer beaucoup de dégâts artériels. L'arme utilisée doit avoir un bord épais. Quant aux plaies gauches que présentent la gorge de M. Girardot et celle de Mme Comte, blessures mortelles puisque l'artère carotide des deux victimes est tranchée net, elles sont sans doute dues à une arme blanche à bord mince.

Quelles peuvent bien être ces armes « piquantes et tranchantes » ? On nous remet alors le scellé no 14, le couteau de Buffet qui a spontanément reconnu les deux meurtres. Ce poignard est doté d'une longue lame de 14 centimètres, au dos plat, assez épais, à la pointe et au fil aiguisés. Nous ne pouvons pas faire une expérimentation pour reproduire les blessures, le juge ne nous l'a pas demandé. Nous devons donc nous contenter d'examiner l'arme afin d'en apprécier les effets potentiels. Elle nous paraît insuffisamment tranchante pour avoir provoqué les blessures gauches, mais ses caractéristiques semblent compatibles avec l'aspect de la plaie droite. Faute d'examen plus approfondi, nous restons très circonspects et n'avancerons que des hypothèses pour expliquer l'agression sur Mme Comte : le couteau de Buffet, celui que nous avons examiné, a pu provoquer les lésions laissées à droite par la tentative d'égorgement ; à gauche, le coup mortel absolument identique à celui qui fut porté à Guy Girardot est sans doute dû à une arme différente, plus pointue et plus tranchante que le scellé no 14.

Le « drame de Clairvaux », comme titrent les manchettes des journaux, va provoquer un émoi considérable. Non seulement dans l'Aube, où les deux victimes étaient connues et très appréciées de leurs collègues, mais dans toute la France. Comment deux criminels dont on connaissait la violence et la détermination avaient-ils pu si facilement s'emparer d'otages et transformer des locaux en bunker ? Plusieurs personnalités remettent en cause le fonctionnement même de la prison où régnaient, disent-elles, la « pagaille » et l'« arbitraire ». Le public réclame une instruction rapide et un châtiment exemplaire...

Le juge chargé d'instruire l'affaire, Daniel Poignard, était une vieille connaissance : je l'avais souvent rencontré à l'occasion d'expertises alors qu'il était encore avocat. Puis il devint magistrat et notre collaboration se poursuivit. N'en déplaise à Me Badinter, qui nous a plus tard accusé de forfaiture, je tiens la collaboration avec le magistrat comme indispensable à la recherche de la vérité.

Lorsque les gendarmes pénétrèrent dans l'infirmerie, à l'aube du 22 septembre, ils trouvèrent Buffet, le couteau à la main, l'air hébété. Ils confisquèrent immédiatement l'arme avant d'assommer le rebelle. Le couteau de Bontemps ne fut retrouvé que quelques jours plus tard par une infirmière, à l'hôpital où les deux hommes furent conduits après l'assaut. L'Opinel était plié au fond de la poche de son pantalon.

Le 28 octobre, le juge nous chargea, mon ami Deponge et moi-même, d'examiner cette fois-ci les deux armes et de donner notre avis sur le caractère, délibéré ou non, de l'intention homicide. Nous avons reproduit au laboratoire de médecine légale, sur des cadavres d'expérience, les plaies constatées sur les deux victimes en nous servant des photos et des schémas effectués lors de l'autopsie. L'expérimentation confirma une partie de nos conclusions d'alors : les deux blessures de gauche résultaient de la même arme et d'un coup identique, celle de droite était bien différente. Mais, contrairement à ce qu'il nous avait semblé le 23 septembre lors d'un simple examen, nous avons alors pu vérifier que le scellé n° 14, le couteau de Buffet, était suffisamment piquant et tranchant pour avoir occasionné les blessures mortelles : en l'utilisant, nous avons recréé exactement les lésions observées. L'Opinel, lui, sous scellé n° 26, avec un « dos » épais et une lame très fine, provoquait une plaie plus petite bordée d'une lèvre mince et d'une autre plus épaisse. Voilà donc un problème résolu : les deux plaies mortelles étaient dues au couteau de Claude Buffet. Le 28 octobre nous en avions la conviction.

Restait cette complexe blessure droite, horizontale, longue de 6 centimètres, avec une lèvre supérieure rectiligne et fine, une lèvre inférieure déchiquetée par de nombreux coups successifs. Plus nous l'examinions, plus elle nous intriguait. La lame de l'Opinel, enfoncée brutalement, était trop étroite pour fendre la chair sur 6 centimètres. L'arme de Buffet aurait-elle servi pour les trois blessures, puisque l'homme revendique les deux meurtres ? Nous n'arrivions pas à comprendre comment il l'avait manipulée. La blessure était pourtant bien due à un couteau : tous nos essais ont reproduit le même type de plaie, mais sans restituer exactement la forme originale. Le geste était possible, il n'était pas certain.

Il faut avouer qu'à ce stade de l'enquête, nous nous

sommes polarisés sur les plaies mortelles. Ce qu'il était à ce moment-là important de vérifier, c'est si Buffet avait bien porté les coups meurtriers. La blessure de droite soulignait la sauvagerie de l'agresseur et nous posait un problème médico-légal, elle n'en restait pas moins secondaire pour la justice puisqu'elle n'avait pas provoqué la mort. En rédigeant notre rapport, nous avons donc indiqué que les plaies mortelles « résultent de l'action d'une arme piquante et tranchante en tout point identique à celle du scellé n° 14 » et que « la dimension et l'aspect de la plaie latéro-cervicale droite de Mme Comte sont compatibles avec ce scellé ». Enfin, conformément à la demande du juge, nous avons confirmé le caractère délibéré de l'intention homicide... Précision qui allait entraîner l'annulation de l'expertise ! Les avocats de Buffet firent en effet valoir, à juste titre, que nous n'avions pas à apprécier une intention mais à nous en tenir aux faits. Le juge pouvait nous demander si « la zone atteinte était une zone vitale » mais pas si nous estimions que l'agresseur avait ou non la volonté de tuer. Le rapport du 28 octobre fut donc récusé, il ne devait plus figurer au dossier. Comme s'il n'avait jamais existé...

Entre-temps, le juge Poignard avançait à pas de géant dans son enquête. Les auditions successives des deux inculpés et de Hoen, le seul otage resté vivant, firent ressortir bien des contradictions... Revenons un instant au petit matin du 22 septembre, au moment où les gendarmes font sauter les portes blindées du couloir. Il y a des cris, des flammes, beaucoup de fumée. Buffet, qui a tenté de bloquer la porte de la salle de soins, entre le couteau à la main dans la salle de radio où, pour mieux respirer, les trois otages ont ouvert la fenêtre. D'après Claude Hoen, Bontemps tire Nicole Comte vers le centre de la pièce : « J'ai vu Mme Comte debout, puis agenouillée, puis allongée. Bontemps se tenait debout derrière elle. Ensuite Buffet m'a dit de m'allonger contre le mur, il a ordonné à Girardot de s'étendre sur une paillasse, puis je n'ai plus rien vu jusqu'à ce qu'entrent les forces de l'ordre. » Buffet, quant à lui, reconnaît avoir utilisé son poignard, d'abord contre l'infirmière, ensuite contre Girardot. Mais il affirme n'avoir frappé qu'une fois Mme Comte, à gauche. Il accuse Bontemps du premier coup. « Puis il l'a repoussée, elle est tombée sur moi et je l'ai alors poignardée. » Son comparse, lui, nie s'être servi de son Opinel...

Le premier rapport étant définitivement « hors jeu », Poignard nous confia, le 2 décembre, une troisième expertise, et nous posa une unique question : pouvions-nous exclure de façon formelle l'Opinel comme arme « ayant pu causer les blessures latérales droites de Mme Comte ? ». Exclure de façon formelle ? *A priori,* enfoncée verticalement la petite lame de 12 millimètres de large ne pouvait pas provoquer une plaie de 6 centimètres ! La question du juge exigeait cependant une réponse sans ambiguïté, lourde de conséquences pour Bontemps : s'il a frappé avec l'Opinel, il a commis une tentative d'homicide et son sort n'est guère plus enviable que celui de Buffet. Oui ou non, l'Opinel a-t-il pu être utilisé pour blesser Mme Comte ? Nous nous penchâmes à nouveau sur cette blessure droite qui nous déroutait tant. Les premières expériences ne furent guère probantes : enfoncé droit jusqu'à la garde, le scellé n° 26 provoquait une blessure qui n'avait rien à voir avec l'originale. Mais, en étudiant à nouveau schémas et photos, l'évidence s'imposa : nous nous trompions de manipulation. Jusque-là, nous nous contentions de frapper avec force de la pointe du couteau. Or, si un couteau est piquant il est aussi tranchant ! Pourquoi ne pas décomposer l'agression en deux temps ? Le criminel s'était d'abord servi de la lame pour trancher la gorge de sa victime en traçant une longue plaie horizontale, puis, devant l'insuccès de sa tentative, il avait utilisé le couteau comme un poinçon en le plongeant plusieurs fois dans l'incision pour atteindre les zones vitales.

Cette hypothèse devait se révéler juste. En utilisant les deux couteaux de cette façon, nous obtînmes le même type de plaie. Mais l'arme de Buffet faisait des entailles trop grandes alors que l'Opinel reproduisait exactement les lésions cutanées, musculaires et osseuses observées, à droite, chez la malheureuse infirmière... Nous avons donc conclu « ne pouvoir exclure que l'Opinel ait causé les plaies latérales droites relevées sur le corps de Mme Comte ». Euphémisme juridique nécessaire. En fait, la démonstration expérimentale était criante : l'Opinel avait bien provoqué la plaie droite.

Ce fut la dernière expertise dont nous fûmes chargés pour l'affaire Buffet-Bontemps. Nous avons mis du temps à comprendre ? Mais le problème posé était difficile et les éléments à notre disposition incomplets au départ. Si le juge ne nous avait pas posé une question malencontreuse, nous n'aurions sans doute jamais découvert le rôle joué par l'arme de Bontemps. Nous avons mené avec le plus d'objectivité et de rigueur possibles les recherches successives qui nous étaient demandées. Un expert doit en effet exécuter tous les examens ordonnés par le juge en s'y conformant strictement. Il n'a pas le droit de déborder sa mission. Et comme il n'est ni devin ni oracle, il fait comme tout chercheur : il tâtonne, hésite, imagine, vérifie, se trompe, recommence au fil des expertises. Une seule exigence dans notre cas, étant donné l'importance des enjeux et le caractère forcément imparfait de toute science humaine : ne rien affirmer dont on ne soit sûr. C'est ce que m'a toujours enseigné le Pr Dérobert et ce que j'inculque moi-même à mes élèves : « Mettre un conditionnel au moindre doute, même s'il est minime. » Et c'est ce que nous avons fait cette fois encore, nous gardant de toute certitude avant d'avoir, sous nos yeux, une preuve solide.

Nous l'ignorions à ce moment-là, mais les dépositions de Buffet et de Hoen confortaient nos conclusions. S'ils n'avaient pas vu Roger Bontemps frapper, leurs descriptions respectives des derniers instants de la jeune femme corroboraient nos observations : placé comme il l'était derrière l'infirmière, Bontemps, en tranchant le côté droit du cou n'a pu que couper horizontalement. Buffet, qui reçut l'infirmière « sur lui », et se retourna pour frapper, a porté un coup oblique de haut en bas... le même qu'il va plus tard réserver à Girardot : Buffet savait, lui, où et comment attaquer pour tuer !

Les deux hommes avaient en commun un tempérament violent et leur passé se ressemblait fort, comme me l'apprit une lecture attentive des journaux. Claude Buffet était âgé de trente-neuf ans. Après une enfance difficile, peu épanouissante, avec un père alcoolique qui battait sa mère et le poussait à voler, il s'engagea à dix-neuf ans dans la Légion étrangère, non sans avoir été emprisonné à deux reprises pour des petits larcins. Il déserta pendant la guerre d'Indochine, puis se rendit aux autorités militaires qui l'envoyèrent neuf mois en Algérie dans un bataillon disciplinaire, avant de l'expulser de l'armée en 1958. Il exerça ensuite divers métiers. Sa vie sentimentale fut compliquée : marié à une jeune femme handicapée qui lui donna un fils, il la délaissait pour de jeunes maîtresses... quitte à regagner le domicile conjugal pendant les périodes noires. Entre deux séjours en prison, il multipliait les vols et les agressions à main armée sur des femmes seules en utilisant des véhicules volés, notamment des taxis. Il avait été soupçonné d'une tentative de meurtre sur une petite fille de cinq ans. Le 18 janvier 1967, il déroba une nouvelle fois un taxi et assassina sa « cliente », Mme Besimensky, femme d'un médecin parisien, pour lui voler son sac. Arrêté puis jugé quelques mois plus tard, il réclama en vain la peine de mort, fut condamné à la réclusion criminelle à perpétuité et envoyé à Clairvaux en juin 1971. D'un orgueil et d'une froideur démesurés, il ne professait que mépris pour les autres et s'enferma dans une indifférence glacée. Les psychiatres le considéraient comme un paranoïaque pervers et dangereux.

Bontemps, trente-six ans, connut à peu près le même parcours que son comparse : dans sa jeunesse, il apprit la plomberie avant de s'engager chez les parachutistes pour deux ans. Il fut libéré en 1959. Un mariage, la naissance d'une fille, quelques actes délinquants... En 1965, il fut condamné à vingt ans de réclusion criminelle pour deux agressions. Il s'évada de l'infirmerie pénitentiaire et écrasa l'automobiliste à qui il venait de dérober son véhicule. Repris, il fut emprisonné à Clairvaux fin 1970. On l'y décrivait comme violent, hypocrite, délateur, vénal. La rencontre de ces deux individus dangereux, ne supportant pas la détention et prêts à utiliser n'importe quel moyen pour s'évader, allait être explosive !

Le 10 janvier 1972, le juge Poignard procéda à l'interrogatoire récapitulatif de Roger Bontemps à la maison d'arrêt d'Auxerre en présence d'un de ses avocats, Me Philippe Lemaire. A la fin de l'entretien, le juge précisa au prisonnier :

— Les experts ont indiqué que le couteau Opinel que vous déteniez, dont le fil est aiguisé, avait pu être utilisé d'abord sur le fil de la lame pour trancher, puis sur la pointe pour piquer, ce qui expliquerait la blessure complexe relevée sur le cou de Mme Comte. Que pensez-vous de cette opinion ?

Bontemps nia :

— Je peux vous assurer que l'Opinel n'a pas servi.

Poignard lui proposa alors une contre-expertise.

— Non, répondit Bontemps, je ne la sollicite pas. On peut s'étonner que ni l'accusé ni son avocat n'aient saisi l'occasion de contester notre rapport.

Le 20 janvier, je me rendis moi-même à la prison d'Auxerre pour examiner le prisonnier et lui faire une prise de sang. Je voyais Roger Bontemps pour la première fois : un homme grand (1,78 mètre), fort (85 kilos) avec un curieux crâne en pain de sucre et des petits yeux très écartés, de forme un peu asiatique. Il ne fit aucune remarque concernant mon rapport. Nous avons bavardé. Il parlait volontiers, me racontait sa vie, son passé de parachutiste et m'apprit qu'il était donneur de sang, ce qui m'étonna et me toucha de la part d'un homme au lourd passé criminel.

Claude Buffet, que j'ai examiné à Melun, me parut beaucoup plus inquiétant ! Petit, très brun, mince, il parlait d'une voix sèche, glaciale, répondait de manière concise et précise aux questions que je lui posai concernant sa santé mais sans manifester aucun désir d'échange. Je suis tenu au devoir de réserve et il était donc exclu que je les interroge sur la nuit tragique. Il arrive toutefois assez souvent que les prisonniers s'enquièrent avec anxiété auprès du légiste des résultats de ses expertises. Buffet ni Bontemps ne manifestèrent de curiosité, pas plus d'ailleurs que d'animosité à mon égard.

Ainsi, pendant toute l'instruction qui a duré neuf mois, personne n'a contesté notre second rapport, personne n'a demandé de contre-expertise...

Mercredi 28 juin 1972 : il est 17 heures, une chaleur torride écrase le palais de justice de Troyes où se déroule, depuis trois jours maintenant, le procès de ceux que la presse a baptisés « les assassins de Clairvaux ». Les voitures de l'O.R.T.F. et les radios entremêlent leurs câbles dans la cour où des haut-parleurs diffusent les débats de la salle d'audience afin d'éviter l'entassement dans le prétoire. La foule s'écrase contre les grilles du Palais. Deponge et moi avons beaucoup de peine à atteindre le portail. Les C.R.S. contrôlent soigneusement mon laissez-passer et ma carte d'identité. Un gardien nous conduit dans la petite pièce réservée aux témoins et nous y laisse seuls après m'avoir dit, avec un sourire : « Je pense, docteur, que votre tour va arriver assez vite. » Un quart d'heure plus tard, il annonce : « Docteur Martin », et j'entre sur ses talons dans la salle d'audience toute neuve, vaste et solennelle, avec le velours rouge de ses fauteuils, les boiseries et le reps vieil or sur ses murs. Elle est pleine à craquer, et c'est la cohue dans les travées réservées à la presse !

Au banc des accusés, Buffet d'abord. Il porte une chemise à col blanc ouvert sur le costume de sortie des prisonniers, en droguet gris, et paraît totalement indifférent. Séparé de lui par un garde, Bontemps a fait, lui, un effort de toilette : cravate bleue sur chemise gris-perle, costume sombre de bonne coupe, il veut faire bonne impression. Pâle, tendu, il a l'air très fatigué.

A ma demande, on a installé un tableau noir sur l'estrade. Je décline mon identité, prête le serment des experts et le président de la cour d'assises, M. Robert, me demande de décrire les constatations faites sur les corps et d'énoncer puis d'expliquer mes conclusions. Il s'agit de faire comprendre aux jurés, en termes simples, comment les deux victimes ont été égorgées. Je m'y applique, en dessinant au tableau les blessures constatées et les recherches que nous avons effectuées. C'est alors qu'éclate le scandale. Voici comment deux journalistes de *Libération-Champagne,* Denise Floirat et Bernard Lutet, ont décrit la tempête :

« Ils veulent m'assassiner », a hurlé Bontemps.

C'est la tirade de la grande scène, imprévisible, hier après-midi à la cour d'assises.

L'audience de cette troisième journée ronronnait avec la comparution à la barre des témoins de plusieurs surveillants de Clairvaux, des gendarmes et policiers qui donnèrent l'assaut.

Ceux dont on pensait que la déposition risquait de provoquer des incidents, notamment MM. Le Corno, Leteneur, Nabias, directeur de la centrale au moment des faits, Petit, juge alors à l'application des peines, avaient été entendus, les uns mardi, les autres hier matin.

L'audition des deux derniers témoins, les Dr Martin et Deponge, médecins légistes, semblait ne pas devoir susciter de difficultés.

En fin d'après-midi, le Dr Martin se présente. Il venait de terminer sa déposition et de donner ses conclusions.

Pour lui, aucun doute : la plaie du surveillant Girardot a été portée par le poignard de Buffet, ainsi que la blessure gauche de l'infirmière. En ce qui concerne la plaie droite, le praticien dit textuellement :

« On ne peut pas exclure que le petit couteau (celui de Bontemps) ait porté la blessure de la partie droite. »

Aussitôt, les deux avocats de Bontemps se regardent, et ensemble, à mi-voix :

« Il a écrit le contraire de ce qu'il dit. »

Dénégation de l'avocat général.

Me Badinter attaque :

— Docteur, ce que vous venez de dire aujourd'hui, est-ce votre conviction ?

Nullement troublé, le Dr Martin répond :

— Vous voulez connaître ma conviction ? Eh bien ! on ne m'a pas demandé de la mettre dans le rapport, mais je vais vous la donner : c'est que le coup donné à Girardot et celui porté sur la partie gauche du cou de Mme Comte sont le fait d'un homme qui savait où il frappait. C'est le même individu qui a blessé les deux fois.

» Par contre, le coup reçu par Mme Comte sur la partie droite du cou est l'œuvre d'un bricoleur, qui ne sait pas où il frappe, qui agit maladroitement et se livre à un vrai carnage.

Me Badinter, livide, demande une suspension de trois minutes.

Surprise générale et plus grand étonnement encore, quand le président accorde cette suspension, se lève avec ses assesseurs et rejoint Me Badinter en chambre du conseil.

Les jurés éberlués attendent.

Le ton monte encore.

Peu de temps. Le président rentre, l'air courroucé.

Me Badinter de son côté paraît sous le coup d'une émotion assez vive.

Il demeure debout et commence une phrase, avec difficulté.

— Dans un rapport...

Le président s'écrie :

— Taisez-vous, Maître, je vous ordonne de vous taire. Je serai obligé de prendre une sanction si vous persistez.

Dans le désordre général, Bontemps hurle :

— Ça c'est parce qu'on veut m'assassiner !

Le ton monte de plus en plus.

Et le président dont la voix ne parvient pas à couvrir la rumeur de la salle :

— Le rapport d'octobre du Dr Martin a été annulé par la cour de cassation de Reims, à la demande des avocats de Buffet, et frappé de nullité « Bontemps s'en rapportant à justice ».

Me Badinter :

— Dussé-je être suspendu, je ne peux pas laisser passer ce rapport. Si je ne peux parler, Bontemps, lui, va le faire.

L'accusé surexcité a sorti un papier de sa poche, et d'une voix étranglée qu'il s'efforce de maîtriser, clame, en séparant bien ses mots :

— Les blessures sur les cadavres de Mme Comte et de M. Girardot résultent d'une arme tranchante et piquante en tout point identique au scellé n° 14 (le poignard de Buffet).

Que s'est-il passé ? Personne n'a plus le droit d'utiliser la moindre ligne du premier rapport puisqu'il a été annulé. Me Badinter estime que ce rapport est en totale contradiction avec la deuxième expertise : les premières conclusions innocentent son client, les deuxièmes l'accablent. Il a donc voulu lire le premier rapport pour mettre l'expert devant ses « incohérences ». C'est pourquoi, il a demandé une suspension de séance, afin de parler au président. La cour se retire sous l'œil des jurés dépassés par les événements. Dans le petit bureau Empire attenant à la salle d'audience, l'avocat annonce qu'il va se servir du premier document. Le président lui rappelle la loi, lui interdit de l'enfreindre sous peine de sanction disciplinaire. Puis tout ce petit monde regagne le prétoire dans une atmosphère tendue, angoissée. Lorsque Badinter fait son esclandre et demande à Bontemps de lire le premier rapport, celui-ci me traite d'abord de menteur et n'en cite qu'un paragraphe, celui qui a trait aux plaies mortelles, pas celui où nous parlions de la plaie droite de Mme Comte…

Je brûle moi aussi de pouvoir faire état de ce document si décrié, de rétablir les faits, d'expliquer notre démarche scientifique. J'en fais la demande au président Robert qui, excédé, et s'en tenant à la loi, me l'interdit vigoureusement… Les jurés ne comprennent rien à cette agitation de prétoire. L'avocat me foudroie, sous-entendant par ses insinuations une connivence avec le juge d'instruction pour charger Bontemps. Au nom de quel intérêt ? En tant que citoyen, mon seul désir est que justice soit rendue, pas qu'un homme soit accusé d'un acte qu'il ne pourrait avoir commis ! En tant qu'expert, je sais que des propos qui ne se fondent pas sur un dossier solide soulèvent facilement la suspicion des confrères…

« Je suis avocat depuis vingt-deux ans, je n'ai jamais encouru de sanction, je ne peux me taire », proteste Badinter. Je suis moi-même médecin légiste depuis vingt-trois ans, je n'ai moi non plus jamais encouru de sanction, et ma réputation n'est pas celle d'un homme malhonnête… Me Badinter, qui a eu tout le temps de demander des explications au juge ou de réclamer une contre-expertise pendant l'instruction, a préféré attendre le procès pour soulever un lièvre d'une telle importance ! Tactique étonnante !

Dans un brouhaha indescriptible, le président Robert ordonne une suspension de séance, le temps de « juger », dans la pièce à côté, l'avocat qui a enfreint la loi. Il est plus de 6 heures. Toutes les personnes présentes, jurés, avocats, familles des victimes, public, vont attendre dans une atmosphère électrique la reprise du procès. L'interruption dure presque deux heures pendant lesquelles les jurés s'interrogent, les journalistes monopolisent les téléphones, les avocats discutent des mesures de solidarité à prendre si leur confrère est sanctionné. Enfin, vers 8 heures, la sonnerie annonce le retour de la cour : Badinter devra ultérieurement se présenter devant la juridiction disciplinaire de son ordre. L'audience peut reprendre. Pendant que les autres avocats m'interrogent, Badinter sort ostensiblement pour ne revenir qu'après la déposition de Deponge qui confirme point par point mes conclusions…

Hoen et Buffet maintiennent leurs déclarations : ils n'ont pas vu Bontemps se servir de l'Opinel mais le premier l'a vu entraîner Nicole Comte qui s'est ensuite effondrée, l'autre affirme n'avoir frappé qu'une fois. Un doute légitime tenaille alors les jurés : peut-on faire confiance aux déclarations de Buffet qui ne rêve que d'attirer Bontemps dans sa chute, et à celles d'Hoen dont le rôle exact dans l'affaire est mal défini ? Peut-on croire Bontemps qui ne cherche, lui, qu'à se décharger de toute responsabilité sur son comparse ? Il n'a pourtant pas hésité à menacer de son couteau les prisonniers malades enfermés dans les cellules de l'infirmerie, il a proclamé plusieurs fois qu'il égorgerait les otages en cas d'échec. Un fait curieux demeure : l'Opinel ne portait aucune trace de sang lorsqu'il a été retrouvé dans la poche du pantalon de Bontemps. Mais, d'une part la plaie de droite n'a sans doute pas beaucoup saigné puisque les atteintes artérielles étaient minimes, d'autre part les deux complices avaient été copieusement douchés par les lances à incendie et, si Bontemps tenait toujours son couteau à la main, la lame a pu être lavée (il n'y avait pas une goutte de sang sur l'arme de Buffet). Au moment d'être arrêté par les policiers, Bontemps a pu, en un quart de seconde, par un geste réflexe, replier son Opinel et le mettre dans son pantalon. Je dis bien « il a pu », je ne dis pas qu'il l'a fait, il ne s'agit que d'une hypothèse... mais on ne peut l'exclure !

Le jeudi 29 juin, après les plaidoiries des avocats, Bontemps exprime son regret de la mort des otages et jure qu'il n'a pas frappé Mme Comte. Buffet se lance dans une harangue pompeuse, délirante, n'exprime aucun remords, soutient que Bontemps a bien blessé l'infirmière : « Je ne parle pas pour l'emmener à la mort mais pour qu'il prenne ses responsabilités. » Il ne veut pas de circonstances atténuantes :

— Je demande la peine de mort. Je le confirme et vous me la donnerez... Mardi, quand j'ai quitté le Palais, la foule criait : « A mort, fumier. » Si elle savait qu'au fond, elle me rendait service... Je comprends les familles des victimes mais il n'est pas dans mon rôle de leur apporter des excuses. C'est la justice qui n'a pas fait son travail et c'est à l'administration pénitentiaire de le faire... Quant à moi, je ne réclame pas l'indulgence... Jugez-moi bien mais jugez la justice et l'administration pénitentiaire... les avocats de Bontemps ont défendu sa cause et lui aussi… Eh bien je vais terminer en espérant que j'ai bien été compris. Merci.

Encore ahuris de la dernière intervention de Buffet, de sa folie tragique, les jurés et la cour se retirent pour délibérer. Une heure et demie plus tard, le verdict tombe : on ne retient pas l'accusation d'assassinat contre Bontemps. Celui-ci se croit sauvé et la salle soupire. Buffet est reconnu coupable de la mort des deux otages.

Bontemps est-il complice de Buffet ? Oui. Buffet bénéficie-t-il des circonstances atténuantes ? Non. Il est d'ores et déjà condamné à mort. Bontemps bénéficie-t-il des circonstances atténuantes ? Non. Mort aussi pour le complice…

« En conséquence, la cour et le jury, après en avoir délibéré en commun, à la majorité et sans désemparer, condamnent Buffet Claude et Bontemps Roger à la peine de mort. » Bontemps s'effondre, Buffet murmure : « C'est très bien », la foule éclate en applaudissements haineux qui indignent le président Robert.

Buffet interdit à ses avocats de déposer un recours en grâce. Bontemps se pourvut en cassation, demande qui fut rejetée le 12 octobre. L'unique espoir des condamnés restait la grâce présidentielle. Buffet n'en voulait pas et répétait qu'il désirait mourir : « Si vous me graciez au boniment de la plaidoirie de mes avocats, vous ferez alors la plus grande bêtise de votre existence… Je recommencerai. Je suis un homme très dangereux, je me connais mieux que quiconque… », écrit-il au président Pompidou. Ce petit homme déroutant qui se disait croyant ne voulait pas se suicider, mais il estimait que

« Dieu admet qu'on tue quelqu'un pour être suicidé ensuite ». Bontemps croira jusqu'au bout à la grâce présidentielle puisque le jury n'avait pas retenu contre lui l'assassinat.

Le 27 novembre au soir, je reçus la classique convocation qui me vaut, à chaque fois, une nuit blanche et quelques jours de dégoût :

> Monsieur le docteur Martin est appelé à se rendre, le 28 novembre 1972 à partir de 4 heures à la maison d'arrêt de la Santé pour assister à l'exécution capitale des nommés Buffet Claude et Bontemps Roger...

Ainsi, le président Pompidou a refusé la grâce. Au petit matin, à 3 h 30, une voiture banalisée m'attendait devant mon domicile. Le commissaire principal S. était chargé de me conduire à la Santé. Dehors, il faisait très froid. La rue de la prison était barrée aux deux extrémités par la police ; contre les barrières, la petite foule des journalistes et des photographes. Les flashes crépitèrent. Je franchis le barrage, gagnai la porte de la Santé où stationnait un fourgon gris aux vitres dépolies : tout à l'heure, il emporterait les dépouilles des condamnés au cimetière d'Ivry, dans le « carré » réservé. Dans la cour d'honneur où régnait la pénombre, les « bois de justice » étaient dressés, la guillotine s'appuyait sur les marches du perron.

Une dizaine de personnes se réunirent dans le bureau du directeur : le président du tribunal de Troyes, les avocats, qui m'évitaient, un juge chargé de recueillir les dernières déclarations des condamnés, un greffier, l'aumônier de la Santé. Une discussion s'engagea : « Par qui commencer ? » D'un commun accord, il fut décidé que Roger Bontemps serait exécuté le premier. Conformément à la tradition qui veut que le condamné ne soit pas averti du jour de sa mort, il ignorait que l'heure fatidique avait sonné. Le choc allait être rude et il convenait d'abréger au maximum les derniers instants.

Le cortège se mit en marche vers le quartier des condamnés à mort... le couloir... l'homme, qui dormait dans sa cellule quand la porte s'ouvrit brusquement et se réveilla en sursaut. L'avocat général lui annonça que son recours en grâce avait été rejeté. Ses avocats l'entourèrent. Alors Bontemps sourit, s'habilla, plaisanta même, du bout des lèvres. Il fuma une dernière cigarette, s'inquiéta de ne pas avoir écrit à ses parents, mais il pourrait le faire plus tard, à la rotonde. Là, il déclara pourtant n'avoir aucune déclaration à faire, traça quelques mots sur une lettre avant de se confesser et de recevoir l'absolution Le petit groupe reprit son ultime marche vers la cour. Devant la porte vitrée, la chaise, sur laquelle, avec une brutalité inutile, le bourreau lui entrava chevilles et poignets. En quelques secondes, la porte s'ouvrit, le condamné fut littéralement propulsé sur la planche où il s'affala avec un bruit sourd. Un second bruit plus sec : le couperet tombait. Un troisième bruit : la bascule de la planche précipitait le corps dans le panier. Par la porte entrebâillée, je dus constater que l'exécution avait bien eu lieu. Vision atroce.

Quelques instants plus tard, la même cérémonie lugubre se déroula pour Buffet, mais ce fut lui qui dirigea avec hauteur les opérations. Calmement, il précisa ses dernières volontés. Il demanda que les Mémoires qu'il avait écrits dans sa cellule fussent remis à sa femme pour être éventuellement publiés. Puis il embrassa ses avocats, communia, refusa le verre d'alcool que Bontemps lui, avait accepté, alla s'asseoir sur le tabouret.

Bontemps subit sa peine avec courage, Buffet avec indifférence... Ont-ils eu des remords ? Cette fois encore, comme lors de chaque exécution capitale, la brutalité du bourreau qui garde son chapeau sur la tête, le caractère précipité et clandestin de l'acte, qui prive le condamné de toute dignité, m'ont profondément choqué.

Le drame de Clairvaux devait avoir pour moi une dernière conséquence. Peu de temps après l'exécution de Buffet et Bontemps, une pièce de théâtre donnée au Lucernaire Forum reprenait toute l'affaire en m'accusant, ainsi que le juge Poignard, de « collusion ». D'après cette « dramatique », j'aurais rédigé le second rapport en fonction des directives du juge, pour faire « tomber » Bontemps. Le dénouement en était même grossier : on m'y voyait actionner la guillotine ! Malgré le réconfort que je puisais dans la conviction profonde d'avoir fait correctement mon travail — mes notes, les photos de toutes nos expériences, nos conclusions sont là pour l'attester — je fus blessé par cette provocation. J'alertai la chancellerie qui fit la sourde oreille. Ne pouvant admettre cette provocation qui me présentait comme un expert félon, je décidai de ne plus me présenter aux assises. Quelques semaines passèrent, jusqu'au jour où le président de la cour me somma de reprendre le travail sous peine d'être radié de la liste des experts. Je me rendis donc dans la salle d'audience et expliquai les raisons de ma « grève ». Les échanges avec le président furent orageux mais Me Floriot, présent dans la salle, allait me conseiller de déposer une plainte en diffamation contre l'auteur de la pièce et se proposait de me servir d'avocat. Ce geste généreux me fut d'un grand réconfort...

Prétendre que je puis aujourd'hui repenser à cette affaire avec sérénité serait mentir. Bien que le tribunal n'ait pas retenu la responsabilité de Bontemps dans l'égorgement de Mme Comte, je me sens tout de même un peu responsable de sa mort : expert depuis longtemps dans le département de l'Aube, j'y étais connu localement. Peut-être les jurés m'ont-ils accordé une trop forte créance, peut-être aurais-je dû me contenter de lire mes conclusions sans faire part de ma conviction profonde... Mais lorsque je regarde les photos et les schémas de nos expériences, l'évidence me saute à nouveau aux yeux : c'est bien l'Opinel qui a frappé, à droite, une jeune infirmière avenante qui disait « Monsieur » et « vous » aux détenus et dont la mort a indigné jusqu'aux plus endurcis des prisonniers de Clairvaux.

VI

LA COUR D'ASSISES

Ma première déposition en cour d'assises remonte aujourd'hui à quarante ans, mais je garde en tête tous les détails de cette séance inaugurale. Je devais déposer dans une affaire simple, qui ne posait aucun problème médico-légal, mais j'étais très ému. J'avais appris mon rapport par cœur par crainte que ma mémoire ne fût pas fidèle, d'autant qu'à cette époque le légiste n'était pas considéré comme un expert mais comme un témoin et ne pouvait donc s'appuyer sur ses documents.

J'arrive très en avance, à une heure où les portes de la salle d'audience étaient encore fermées. Enfin autorisé à pénétrer dans le prétoire, je prends place au premier rang sur les indications de l'huissier à qui je viens de remettre ma convocation. Je fixe la barre où, tout à l'heure, je serai appelé à témoigner. Elle se dresse, tel l'échafaud, sur l'estrade centrale. A droite et à gauche, une stalle avec des bancs. Au fond, sur toute la largeur, une longue table autour de laquelle vont siéger le président, ses assesseurs et les jurés. Entre cette longue table présidentielle et la barre, une autre table, plus petite, où l'on a déposé plusieurs paquets munis de scellés.

Après une longue attente solitaire, la porte de droite s'ouvre pour laisser entrer deux gendarmes tenant, au bout d'une chaîne, l'inculpé. Après lui avoir retiré les menottes, ils s'assoient, de part et d'autre du prisonnier, dans un box situé au-dessus du banc des avocats. Ceux-ci ne tardent pas à pénétrer à leur tour dans la salle. Progressivement, les stalles de gauche se garnissent : journalistes, victimes qui se sont portées partie civile accompagnées de leurs avocats.

Soudain une sonnerie retentit. L'huissier frappe les fameux trois coups si théâtraux puis, au garde-à-vous, annonce d'une voix retentissante : « La cour. » Tout le monde se lève tandis qu'un peloton de soldats présente les armes. Drapé dans une robe rouge bordée d'hermine, le président de la cour d'assises s'avance, suivi de ses assesseurs, eux aussi en robe écarlate. L'avocat général, dans le même costume, gagne sa place... Lorsque tous ces impressionnants personnages sont assis, tout le monde fait de même, une demi-seconde plus tard.

Le président procède alors à l'interrogatoire d'identité de l'inculpé, puis les membres du jury sont tirés au sort et rejoignent un à un la longue table du jugement. Cette procession peut être stoppée net par les avocats de la défense ou de l'accusation : si la mine ou la profession de l'un ou l'autre des jurés ne leur convient pas, ils ont le droit de le récuser. Le tirage au sort désignera alors un autre membre du jury. Les neuf élus finaux prêtent serment non sans émotion, le plus souvent, car c'est la première fois, et sans doute la dernière, qu'ils assument ces responsabilités. Le président : « Vous jurez et promettez d'examiner avec l'attention la plus scrupuleuse les charges qui seront portées contre X, de ne trahir ni les intérêts de l'accusé, ni ceux de la société qui l'accuse, de ne communiquer avec personne jusqu'après votre déclaration, de n'écouter ni la haine ou la méchanceté, ni la crainte ou l'affection, de vous décider d'après les charges et les moyens de défense, suivant votre conscience et votre intime conviction, avec l'impartialité et la fermeté qui conviennent à un homme probe et libre, et de conserver le secret des délibérations, même après la cessation de vos fonctions »... Et chacun des jurés de répondre en levant la main : « Je le jure. »

Le greffier lit alors l'acte d'accusation, appelé encore « acte de renvoi », tirade qui dure parfois fort longtemps. Les témoins sont ensuite appelés tour à tour pour que leur présence soit vérifiée, puis envoyés se morfondre dans un réduit au bout du couloir car ils n'ont pas le droit d'assister aux délibérations qui pourraient les influencer. L'un après l'autre, ils sortiront plus tard de cette pièce pour venir déposer à la barre. Il y a quarante ans, le médecin légiste était tenu d'assister à l'ouverture du procès, dont il ne devait ensuite plus rien voir ni entendre. On l'enfermait avec les témoins, et j'ai passé ainsi de longues heures fastidieuses dans les bavardages et la fumée des cigarettes.

Ce jour-là, la cour jugeait un crime passionnel : une femme avait abattu son amant qui voulait la quitter en lui tirant deux coups de feu dans la poitrine. L'homme était mort sur le coup, une des balles lui ayant traversé le cœur. Appelé à la barre pour faire ma déposition, je reconnus soudain un officier du régiment de tirailleurs dont j'avais fait partie : pendant des mois, nous avions, ensemble, parcouru le djebel libanais. Ce compagnon d'armes était le mari de l'inculpée qui s'était d'ailleurs servie du revolver d'ordonnance de son époux pour abattre l'amant.

Cette rencontre inattendue le jour de mon intronisation en cour d'assises faillit bien me faire perdre tous mes moyens. Au cours des débats, l'estime que je portais à cet homme dont j'avais déjà pu apprécier le courage s'accrut encore devant sa dignité et la bonté qu'il manifestait envers sa femme. Il se considérait responsable de son infidélité, une blessure reçue au cours de combats en Tunisie l'ayant privé de sa virilité. J'étais très ému de le retrouver dans de pareilles circonstances. A la suspension de séance, je restai bavarder avec lui. Nous avons évoqué nos camarades morts en Syrie au cours de combats fratricides, ceux tombés pendant la campagne d'Italie où notre régiment s'était couvert de gloire. Peut-être ces quelques heures passées à évoquer des souvenirs ont-elles adouci un peu l'épreuve qu'il subissait.

Au fil des affaires suivantes, je me suis aguerri, ai suivi avec de plus en plus d'intérêt le déroulement des débats et mieux compris le rôle capital qui incombe au médecin légiste. Aujourd'hui, il ne subsiste plus grand-chose de la solennité d'autrefois, hormis un cérémonial très réduit. Plus de militaires pour rendre les armes… seuls quelques gendarmes assurent le service d'ordre, en nombre insuffisant pour offrir une réelle protection aux magistrats.

Ce que devait démontrer un procès jugé à Nantes, où deux gangsters chevronnés, aidés d'un comparse présent dans la salle, ont pu, vingt-quatre heures durant, tenir en otages les juges, les avocats, les jurés, le public, et même le service d'ordre qu'ils avaient désarmé. La veille de cette prise d'otages, je me trouvais dans ce tribunal nantais où se jugeait un assassinat sordide. Trois loubards, dont une femme, avaient tué froidement un jeune homme sur la plage de Saint-Brévin.

« Il se livrait à la prostitution d'enfants », assuraient-ils pour se défendre. En réalité, leur seule intention était de le voler... J'étais frappé de l'anarchie qui régnait dans le prétoire : les jeunes inculpés répondaient du bout des lèvres, carrés dans leur fauteuil. Les avocats interrompaient constamment le président, venaient à la barre intempestivement pour exprimer un point de vue qu'on ne leur demandait pas. Je me demandai comment les jurés pouvaient se repérer dans une telle confusion.

En revanche, lorsque l'on a affaire à de grands présidents, de grands juges, de grands avocats, les débats prennent une allure passionnante. Les principaux intervenants donnent pleine mesure de leur autorité ou de leur talent, selon leurs attributions... et des péripéties imprévues ajoutent parfois une note de comique inopiné aux échanges les plus ardus.

Tel cet incident survenu à la cour d'assises de Versailles que présidait M. Chapard, connu pour ses colères explosives mais réputé pour son équité. A la fin de ma déposition, il me demande mon opinion sur la psychologie de l'inculpé, un jeune garçon accusé de viol.

Je tente de me dérober à cette question qui m'embarrasse d'autant plus que le psychiatre, mon excellent collègue Micou, doit me succéder à la barre, et prétexte donc mon incompétence en la matière. Mais le président insiste, rappelle que l'obtention du diplôme de médecine légale comprend un stage en psychiatrie. Me voilà donc obligé d'émettre, très prudemment, d'ailleurs, un avis. Je reste ensuite dans la salle, écoute attentivement Micou... qui a bien sûr un jugement différent du mien. Le président lui lance :

— Nous venons d'entendre le Dr Martin. Il n'a pas le même avis que vous.

Estomaqué, Micou répond :

— Martin ne connaît rien à la psychiatrie ! (Ce qui est vrai !)

Soudain furieux, le président lui ordonne de quitter la barre. Interdit par ce nouvel assaut, le psychiatre proteste. Le président, hors de lui, appelle le service d'ordre : « Gardes, expulsez l'expert. »

Micou retrouve alors l'usage de ses jambes et sort dans le calme et la dignité pendant que je réprime, difficilement, un fou rire... que je laisserai éclater quelques minutes plus tard dans les couloirs du palais de justice, de concert avec mon éminent confrère.

Le président Chapard avait à l'occasion des démêlés avec les avocats qu'il estimait pourtant beaucoup. Un jour, il fallut même que le procureur de Versailles intervînt comme médiateur entre Chapard et Floriot, le célèbre avocat menaçant de quitter la salle à la suite d'un de ces désaccords orageux dont les deux hommes avaient le secret...

Au cours de l'instruction, il arrive que le magistrat pose au légiste une question à laquelle celui-ci est tenu de répondre même si elle n'est pas conforme au droit. Dans l'affaire de Clairvaux, relatée dans le chapitre précédent, le juge m'avait demandé si les coups de couteau portés par l'assassin trahissaient une intention délibérée de tuer. J'avais répondu par l'affirmative, et la chambre d'accusation annula par la suite le rapport, estimant qu'il n'était pas dans mes attributions d'apprécier une intention.

Il n'est toutefois pas rare que le juge pose une question similaire... mais d'une façon différente, du style : « L'inculpé pouvait-il savoir qu'en tranchant ainsi la gorge de sa victime, il risquait de causer la mort ? » Tout est affaire de nuances.

Les présidents de cour d'assises disposent de pouvoirs très étendus, et en premier lieu d'un pouvoir discrétionnaire en vertu duquel ils peuvent recommencer l'instruction, faire se déplacer la cour sur les lieux du crime, provoquer une reconstitution, entendre toute personne susceptible d'apporter un témoignage qu'ils estiment utile à l'établissement de la vérité. Ils peuvent également sanctionner un témoin défaillant, quand bien même il s'agit d'un expert.

Nous avons été commis, mon confrère Bailly et moi, pour un meurtre par arme à feu. Le juge crut bon de nous adjoindre au dernier moment le Pr Piédelièvre, à l'époque titulaire de la chaire de médecine légale.

La coutume veut que seul le rédacteur du rapport commun se présente devant la cour : ce jour-là, ce fut Bailly, que le Pr Piédelièvre avait courtoisement accompagné. Quant à moi, retenu par une délicate expertise de responsabilité médicale, j'étais resté à mon bureau. Le président entendit mes deux collègues et, quelle mouche le piqua ? me fit savoir par l'huissier qu'il désirait m'entendre. Je déclinai poliment l'invitation une fois, une deuxième fois. Deux policiers se présentèrent alors à mon cabinet avec l'ordre écrit d'obtempérer. Prêt au pire, je tendis les mains pour les menottes mais ils se contentèrent de me convoyer jusqu'au Palais. Me voilà, sous bonne escorte, dans le prétoire où le président voulait simplement que je lui confirme certains termes du rapport concernant la distance de tir des coups de feu.

La courtoisie règne généralement dans les rapports que les légistes entretiennent avec le président, l'avocat général et les autres avocats.

La plupart des présidents sont d'anciens juges d'instruction avec lesquels nous avons collaboré, l'avocat général se recrute souvent parmi les procureurs ou leurs substituts, participe à l'instruction ou à l'autopsie. Mais il constitue aussi un interlocuteur redoutable pour le médecin légiste, avec sa tendance à lui faire dire des phrases à même d'étayer l'accusation. En assistant à l'autopsie, il a recueilli ses premières impressions et le légiste, emporté par la passion de son métier, risque de parler un peu trop, d'émettre des hypothèses hasardeuses qui ne résisteront pas, plus tard, à l'analyse.

Ainsi, en cour d'assises, je me suis vu reprocher par le substitut en charge du ministère public, une contradiction entre mes premiers propos et les conclusions de mon rapport. Je fis remarquer qu'un légiste avait le devoir d'exposer sa pensée, non seulement en fonction des constatations qu'il est amené à faire, mais aussi des éléments survenus postérieurement. Nos observations ne pourraient-elles donc pas évoluer au cours de l'enquête ?

Parmi tous les avocats généraux que j'ai fréquentés, l'un de ceux qui m'a le plus impressionné, Dorwling-Carter, fut réputé pour sa grande sévérité. Doué d'une voix forte mais froide, il posait des questions incisives et pertinentes auxquelles il était impossible de se dérober. A question claire et nette, réponse du même acabit : la tergiversation n'était guère admise. Dorwling-Carter pouvait se montrer fougueux mais il ne se laissait jamais aller à passionner un débat.

L'avocat de la défense cherche dans la déposition du médecin légiste des éléments à l'appui de sa plaidoirie. Il cherche aussi, c'est son métier, à embarrasser l'expert. Et il y arrive parfois fort bien. Me Floriot, très au courant des questions médico-légales, montrait une adresse diabolique pour vous mettre en porte à faux et essayer, au moyen de citations puisées dans les manuels de référence, d'insinuer le doute dans l'esprit des jurés sur la valeur de l'expertise. Quand il se montrait affable et bonhomme, il fallait se méfier… Il enveloppait sa proie, la poussait à répondre du tac au tac pour mieux l'enferrer. A son contact, j'ai appris à parler avec prudence, à réfléchir au sens caché de la question anodine benoîtement posée.

Je me souviens d'une affaire où il obtint un non-lieu au bénéfice du doute. Et pourtant, il y avait un cadavre !

Les passants qui devaient témoigner plus tard virent une voiture s'arrêter près du trottoir, le chauffeur ouvrir sa portière et tenter de s'enfuir. Deux coups de feu éclatèrent alors en provenance du véhicule, blessant mortellement le chauffeur. A l'intérieur, deux hommes, l'un à l'avant, l'autre à l'arrière, que les policiers arrêtèrent immédiatement.

Chargé d'autopsier la victime, je décrivis deux trajectoires de balle, d'arrière en avant et de droite à gauche. La reconstitution des faits n'apporta aucune lumière, les rapports des balisticiens restèrent imprécis. Aux assises, Floriot, avec l'accord du président, se lança dans une mini-reconstitution, depuis son banc de la partie civile. Avec cet air paterne qui me séduit et me divertit toujours au plus haut point, il pria cordialement l'expert en balistique de venir le rejoindre sur le banc, se mit dans la position de la victime, offrit à son interlocuteur le rôle de l'agresseur, discuta la trajectoire des balles, bref retourna si bien les arguments du spécialiste qu'il devint impossible de savoir lequel des deux inculpés avait tiré. Il obtint un non-lieu pour son client.

Si son habileté était proverbiale, il faisait aussi preuve d'une honnêteté devenue de plus en plus rare. Je ne l'ai jamais vu chercher à dissimuler la vérité et je crois sincèrement qu'aucun inculpé ne pouvait lui mentir ; il n'aurait pas suivi. Dans l'affaire Rapin, par exemple, j'ai eu le sentiment qu'il souffrait beaucoup de l'attitude veule et lâche de son client. Il avait en main un autre atout remarquable, fruit d'une longue expérience. Alors que les jeunes avocats, désireux de « mettre les points sur les i », posent parfois des questions maladroites qui appellent des réponses défavorables à leur système de défense, Floriot, si habile à questionner, n'hésitait pas non plus à s'abstenir quand le terrain devenait glissant...

Les avocats chevronnés savent aussi traîner dans les couloirs lors d'une suspension d'audience. Gare alors à l'expert qui se fait harponner par l'avocat général ou le président et se laisse aller à évoquer l'affaire avec eux, le défenseur de l'assassin trouvera là motif à cassation.

L'un des moments les plus difficile que traversent les médecins légistes survient lorsque, devant la barre, il leur faut expliquer aux jurés les constatations faites au cours de l'autopsie. La plupart des jurés, déjà perdus dans les arcanes judiciaires, ignorent tout de l'anatomie et de la physiologie. Leur décrire la trajectoire suivie par une balle, par exemple, devient un vrai casse-tête.

Le Dr Paul avait imaginé une solution un peu simpliste mais très efficace : il montrait sur lui-même, du bout de l'index, où avait pénétré le projectile et où il était ressorti. J'ai adopté cette méthode.

A Troyes, lors du procès de Clairvaux, le tableau noir amené à ma demande me fut indispensable pour expliquer comment l'on pouvait interpréter des blessures complexes. A l'heure actuelle, nous photographions nous-mêmes, ou faisons photographier par l'identité judiciaire, les différentes phases de l'autopsie et les lésions observées. L'album ainsi constitué est présenté au jury.

Certaines cours d'assises, Créteil et Bobigny notamment, sont déjà équipées d'un système vidéo grâce auquel nous pouvons commenter les clichés pris au cours des autopsies afin de mieux renseigner les jurés. L'iconographie s'avère donc fort utile, mais exige cependant une grande prudence dans l'interprétation. Ainsi, les photos en noir et blanc accentuent souvent le contraste entre la peau saine et la peau traumatisée. L'avantage ? Les « bleus » se voient mieux. L'inconvénient ? On ne peut pas faire la différence entre hématomes et « lividités cadavériques », ces taches qui apparaissent dans les zones déclives après la mort.

Quant à la vidéo faite par des reporters, surtout la nuit ou par faible éclairage, elle accentue les ombres et simule parfois des lésions qui n'existent pas. C'est la raison pour laquelle certains experts ont été induits en erreur en visionnant les films réalisés pour la télévision à l'occasion de manifestations ou d'attentats. C'est dire l'importance du commentaire et des explications du légiste au moment où photos ou films défilent devant les jurés. Évidemment, la défense proteste contre cette pratique où elle voit une « agression émotive » des membres du jury. Bien sûr, la plupart des images sont horribles ; mais le crime ne l'était-il pas ?

Le médecin légiste doit donc s'efforcer d'être clair, précis, objectif lorsqu'il expose ses constatations, définit les causes de la mort, répond à des questions techniques pouvant éclairer le jury. Il doit s'abstenir de toute considération relevant de son éthique et, surtout, de son émotivité propre. Si ce nécessaire clivage entre sentiments personnels et gestes professionnels est généralement respecté, il arrive que l'indignation se réveille. Pour ma part, je me suis toujours efforcé de faire abstraction de la subjectivité pendant les examens et la rédaction du rapport. Après avoir déposé à la barre, je m'estime néanmoins quitte de toute neutralité, et j'ai plus d'une fois été écœuré par la facilité avec laquelle certains criminels obtiennent l'indulgence du jury, quand je garde en mémoire le supplice de la victime.

La plupart de mes collègues psychiatres s'acquittent de leur tâche avec compétence et honnêteté, il est bien sûr équitable que certains éléments traumatisants de la vie du criminel soient connus de ceux qui auront la redoutable mission de lui infliger sa peine. Mais parfois, à l'instar de certains avocats de la défense prêts à soutenir les arguments les plus fallacieux pour atténuer les responsabilités du coupable, les experts-psychiatres adoptent des positions étonnantes.

L'une de mes premières révoltes eut lieu à Chartres. Une petite fille de huit ans qui se rendait au bourg proche de la ferme de ses parents passa près d'un taillis où somnolait un ouvrier de la ferme qui la connaissait bien. Il se jeta sur elle, la viola, et, pour l'empêcher de crier, l'étrangla. J'avais vu cette fillette encore dans l'enfance, ses blessures. Au procès, l'expert-psychiatre déposa après moi. Quelle ne fut pas ma stupeur de l'entendre « expliquer » l'acte du meurtrier en invoquant une déformation nasale qui l'enlaidissait et l'empêchait d'avoir du succès auprès des femmes. Les jurés ont suivi ce raisonnement, accordé des circonstances atténuantes à l'ouvrier agricole, qui fut cependant condamné à la réclusion criminelle à perpétuité. Quand je revins l'examiner à la prison de Chartres, il ne s'inquiétait que d'une chose : la Sécurité sociale lui verserait-elle, plus tard, la retraite des vieux travailleurs ?

Le président tient parfois tellement à demander l'avis de tel ou tel expert qu'il ajourne l'audience pour l'entendre. C'est extrêmement flatteur mais cela peut tourner à la déconfiture générale... En février 1984 on retrouva le cadavre d'une jeune femme dans un immeuble parisien où des « squatters » occupaient deux étages. Isabelle vivait chez les uns, chez les autres, la drogue l'aidait à supporter la solitude de son existence marginale. La nuit où elle trouva la mort, particulièrement « défoncée » elle était descendue de l'étage supérieur pour rejoindre « ceux d'en bas ». Le lendemain matin, l'homme avec lequel elle était couchée la trouva inanimée. Le Dr Campana chargé de l'autopsie conclut à une mort par asphyxie aiguë. Il a bien trouvé quelques ecchymoses sur le cou et sur la trachée, mais le larynx n'a pas été fracturé, comme c'est souvent le cas lors d'un étranglement.

Les résultats de l'examen toxicologique indiquent

qu'au moment où Isabelle est morte, son sang contenait un mélange d'alcool, de barbituriques et de neuroleptiques.

Son compagnon déclara qu'en se réveillant, il s'était mis à l'embrasser, à la prendre par le cou, à l'attirer dans ses bras, mais qu'il était incapable de se souvenir si elle vivait encore à ce moment-là.

En décembre, le magistrat nous demanda, à Deponge et à moi, de faire un rapport de synthèse sur les causes de la mort. Nous conclûmes que rien ne permettait d'affirmer que la jeune femme avait été étranglée, que l'élément toxique avait joué un rôle certain dans son décès brutal. L'amant d'Isabelle devait quand même être jugé en cour d'assises, mais je ne pouvais me présenter à la date fixée, une urgence m'appelait en province. Le président, tenant à mon témoignage, fit alors reporter la séance à une date ultérieure. L'audition commença dans les meilleures conditions, j'étais flatté du choix du juge, il était content de me voir là.

Pendant les trois quarts d'heure que je passai à la barre, je subis les feux croisés de la défense et de la partie civile qui se relayaient pour m'assaillir de questions auxquelles je répondis tant bien que mal. Un problème les tarabustait : les ecchymoses relevées sur le cou indiquaient-elles une strangulation ou résultaient-elles d'ébats amoureux maladroits ? J'essayai d'expliquer que, contrairement à ce que l'on croit généralement, la strangulation n'est pas une compression du larynx mais des vaisseaux du cou. Dans le cas présent, je ne pouvais, au vu des petites lésions retrouvées, savoir s'il y avait eu ou non tentative d'étranglement.

J'insistai sur la dose de toxiques trouvée dans le sang de la jeune femme : elle avait pu succomber à une dépression respiratoire aiguë provoquée par le mélange alcool-drogues, l'association de plusieurs drogues étant plus dangereuse qu'une seule en grande quantité. « Mais deux examens toxicologiques ont été demandés, ils ne donnent pas les mêmes résultats », me rétorqua-t-on.

Je me lançai alors dans la cinétique des toxiques. Mais au lieu d'éclairer cet aimable aréopage, ces explications supplémentaires l'embrouillaient davantage.

Tout le monde s'énervait, et je finis par lâcher, excédé : « Que voulez-vous, en quarante ans, j'ai vu beaucoup de choses. Tout est possible en médecine légale ! » Cette déclaration présomptueuse m'attira encore d'autres questions qui n'avaient plus guère de rapport avec l'affaire. Les avocats me mettaient ironiquement en boîte : « Puisque nous avons la chance d'avoir sous la main un expert expérimenté, pourrait-il nous préciser si... »

Las du chaos croissant, le président soupira :

— Bon, allez, je vous remercie, docteur.

Et, comme je tentai une dernière explication :

— Ah non, Martin, ça suffit comme ça, partez, allez partez ! tonna le magistrat — celui-là même qui m'avait, quelques semaines avant, élu entre tous !

VII

L'ÉCHEC D'UNE AFFAIRE « ORIENTÉE » : BRUAY-EN-ARTOIS

J'AI été commis pour une mission impossible : donner l'heure de la mort. Une mission impossible dans un climat détestable, celui que prend toujours une affaire « orientée », où le coupable est désigné d'avance, où l'instruction s'acharne à le confondre en négligeant les autres suspects, où l'opinion publique est chauffée à blanc. L'affaire a été jugée à huis clos, et je suis donc tenu à une obligation de réserve à laquelle je n'ai nulle intention de me dérober. Rien ne m'empêche toutefois de présenter ma propre analyse de faits désormais rendus publics.

Un jeu d'ombres chinoises : un château, une chaumière, une jeune fille pauvre, un homme riche, un orphelin fragile... Toutes ces silhouettes furtives glissent dans la grisaille des corons du Nord pour jouer une dramatique à représentation unique qui va passionner toute la France. Le décor ? Un quadrilatère bordé au nord par l'avenue de la République, à l'ouest par la rue de la Comté où se serrent les petites maisons des mineurs, au sud par la rue Ranchicourt, à l'est par un grand parc, la propriété de Mme Mayeur. A l'intérieur du quadrilatère, les maisons du coron font face, au-delà des jardins et d'un grand terrain vague, au domaine Mayeur.

Il est 19 h 30, la nuit tombe. Le château ? C'est la villa de la propriété, une belle maison blanche située avenue de la République mais dont le parc s'étend au sud jusqu'à la rue Ranchicourt, séparé du terrain vague par une haie d'aubépines. La châtelaine, Monique Mayeur, est dans sa cuisine, elle prépare le dîner pour son fiancé. La chaumière ? Une petite maison du coron, rue de la Comté. Y vivent sept enfants et leurs parents, les Dewèvre, une des rares familles de mineurs épargnée par le chômage dans cette région où les puits ferment les uns après les autres. La jeune fille pauvre ? Brigitte Dewèvre, seize ans, de bonnes joues rondes et de grosses lunettes. Ce soir, elle se dépêche : elle va dormir chez sa grand-mère.

Elle embrasse son père et sort dans la rue de la Comté pour bavarder avec quelques amis avant de rejoindre la rue Ranchicourt qui, passée une rangée de garages préfabriqués, longe, au sud le fond du parc. L'homme riche est un notaire, Me Leroy, le fiancé de Monique Mayeur. Il vient de garer sa voiture, une 504 blanche, rue Ranchicourt, face au parc de sa maîtresse qui l'attend pour regarder un match à la télé. Il coupe le contact et reste un moment au volant, absorbé dans ses pensées. L'orphelin, lui, a rendez-vous avec Brigitte, ce soir. Il s'appelle Jean... On le dit un peu bizarre mais gentil. Il se fond à son tour dans la bruine du coron...

6 avril 1972, 17 h 30. Sous un ciel gris plutôt maussade, les enfants des mineurs jouent au foot. Parmi eux le petit Philippe Dewèvre, douze ans, et Jean, un orphelin de seize ans, grand ami de Philippe et de sa famille. Un shoot maladroit et le ballon file derrière le tertre du terrain vague : le cadavre d'une femme légèrement dévêtue apparaît aux yeux des jeunes garçons qui poursuivent le ballon... Débandade.

La suite est classique : alerté, le père d'un des enfants alerte à son tour les policiers qui débarquent bientôt sur le terrain vague. La jeune femme doit avoir environ une vingtaine d'années, estiment les policiers qui vont rédiger un rapport détaillé de leurs constatations. Le corps est froid, déjà rigide, chemisier et soutien-gorge sont tachés de sang, de la boue macule les mollets, un pneu de voiture dissimule la jambe droite. La victime porte de longues griffures et coupures sur tout le corps, deux plaies rectilignes sur le front, quatre entailles béantes sur la nuque. Près de la tête, dans le sol, deux traces profondes semblent avoir été provoquées par un instrument tranchant et l'une d'elles contient une touffe de cheveux sectionnés. Le visage cyanosé, des marques sur le cou semblent indiquer que la victime a été étranglée. Les vêtements sont éparpillés alentour, les chaussures auxquelles il manque les talons gisent trois mètres plus loin. Le sol est jonché de détritus et de tessons de bouteilles.

Le rapport de police se poursuit : « Un badaud, M. Dewèvre Léon, observant nos opérations de loin, s'approche de la victime et reconnaît en celle-ci sa propre fille, Dewèvre Brigitte... » Le petit Philippe, lui, n'avait pas reconnu sa sœur dans ce cadavre entr'aperçu derrière la butte. M. Dewèvre identifie les vêtements de la jeune fille mais constate qu'il manque une paire de lunettes : très myope, Brigitte ne pouvait se passer de verres correcteurs. « Elle est partie de la maison hier soir, raconte-t-il ensuite aux forces de l'ordre, pour aller dormir chez sa grand-mère, comme elle le faisait souvent. Je ne l'ai pas revue depuis mais nous ne nous sommes pas inquiétés à la maison, nous la croyions chez son aïeule. »

L'enquête est confiée au juge de Béthune, Henri Pascal, un homme impulsif, expansif, à la faconde toute méridionale. L'affaire de Bruay-en-Artois commence.

Les journaux se feront l'écho de l'enquête diligentée par le juge Pascal. Brigitte a la réputation d'une jeune fille timide et réservée qui ne parle jamais aux garçons. Son père se souvient qu'elle n'a pas dîné avant de quitter la maison, le soir du 5 avril ; elle a juste pelé une orange mais il ne l'a pas vue la manger. Quand elle dit adieu à sa famille, il est environ 19 h 30. Un de ses copains, Jean F., l'orphelin « un peu bizarre mais gentil » que les gendarmes auront quelque mal à retrouver car il ne se rend pas aux premières convocations, se souvient d'avoir discuté avec elle ce soir-là, rue de la Comté. Puis elle rencontre une camarade avec qui elle papote un peu avant de reprendre sa route. Elle tourne à gauche, rue Ranchicourt. Là, elle longe d'abord une série de garages en préfabriqué qui délimitent au sud les jardins des mineurs, puis le terrain vague, enfin la propriété de Mme Mayeur. Le dernier garage a été démoli et transformé en plate-forme de béton ; il se situe juste en face du fond du parc. Vers 19 h 45, une jeune employée de pharmacie aperçoit l'adolescente qui discute, près de cette plate-forme, avec un « homme jeune, environ vingt-cinq ans, bedonnant, en chandail à col roulé ». Personne ne reverra plus Brigitte vivante.

Vers 20 heures, une infirmière voudrait comme d'habitude ranger sa voiture devant la maison de ses parents, rue Ranchicourt, mais la place est occupée par une Peugeot 504 dont le conducteur est immobile au volant... Quand la jeune femme ressort, beaucoup plus tard, de la maison de ses parents, la voiture est toujours là, le conducteur a disparu. Elle a noté le numéro d'immatriculation de la Peugeot et les enquêteurs retrouvent donc vite son propriétaire : Me Pierre Leroy, notaire, qui possède une étude avenue de la République, près de la maison de Mme Mayeur, sa fiancée, chez qui il se rend presque tous les soirs, en particulier le soir du 5 avril. Les gendarmes tiquent : pourquoi le notaire a-t-il garé sa voiture rue Ranchicourt et fait ainsi le tour d'un pâté de maisons, ce qui l'obligeait ensuite à traverser tout le parc pour atteindre la villa de sa maîtresse ? Son étude, avenue de la République, jouxte pourtant la résidence de Monique Mayeur.

Pierre Leroy, un homme grand, massif, plutôt chauve, donne des explications embrouillées, hésite, se contredit. Attitude éminemment suspecte qui le fait déférer devant le juge Pascal, juge d'instruction, qui relève lui aussi de nombreuses contradictions dans les déclarations du notaire, et entre les diverses versions qu'il présente et le témoignage de son amie. Me Leroy affirme avoir prévenu Monique vers midi, le 5 avril, qu'il viendrait dîner chez elle et regarder le match de football Ajax-Benfica retransmis à la télévision en soirée... Il ferme son étude vers 18 h 30, arrive chez son amie à 20 h 35. Qu'a-t-il fait dans l'intervalle ? Il affirme qu'il est d'abord passé chez lui pour changer de chemise, puis qu'il a roulé au hasard pour se détendre avant de gagner la rue Ranchicourt vers 20 h 10. Il est alors resté un long moment à réfléchir dans sa voiture avant de pénétrer dans le parc.

Pourquoi stationner, rue Ranchicourt ? « A cause du qu'en-dira-t-on », répond-il. Le qu'en-dira-t-on ? Mais il ne semblait pas s'en soucier jusqu'ici. Sa liaison avec Monique Mayeur est connue, il gare toujours sa voiture devant le perron de la villa quand il vient chez elle.

« Je savais que l'ex-mari de ma fiancée lui rendait visite. J'ai voulu attendre qu'il soit parti, je craignais sa réaction s'il me rencontrait », confesse-t-il plus tard. Mais ni la fiancée, ni l'ex-mari ne comprennent cette réaction : « Il n'avait rien à craindre, mon ex-mari connaissait nos liens depuis longtemps et y était indifférent », affirme Monique. Pour troublantes qu'elles soient, ces contradictions n'apportent aucun élément matériel à l'appui de la culpabilité du notaire.

Le 7 avril, l'autopsie de la jeune victime est pratiquée par les Dr Lenoir et Charlet, de Béthune. D'après eux : la jeune fille a dû recevoir un coup de poing dans la région sous-mentonnière gauche ; la strangulation est la cause directe et exclusive du décès, elle a été pratiquée avec une grande violence et effectuée avec un lien large, foulard ou partie de vêtement ; les mutilations sont concomitantes de la mort ; l'heure du crime se situe vers 19 h 45.

Le 13 avril, le juge Pascal, intrigué à juste titre par les propos décousus du notaire mais sans disposer d'aucune preuve de sa culpabilité, décide de l'inculper pour homicide volontaire et de l'incarcérer. Sa compagne le rejoindra bientôt en prison pour complicité. L'hypothèse de travail du juge ? Brigitte, attirée vers le parc par le meurtrier, a voulu lui échapper. Il l'a assommée puis transportée dans un endroit plus discret, l'a déshabillée. Elle s'est alors réveillée, a essayé de crier. Il l'a étranglée. Puis, aidé d'une personne qui assistait au drame, il l'a traînée à travers la haie d'aubépines (d'où les griffures sur le corps de la jeune fille) et a abandonné son corps sur le terrain vague après l'avoir mutilée pour faire croire à un crime sadique, éparpillé les vêtements et effacé les indices compromettants.

Le scénario se tient, la piste vaut d'être suivie. Mais le juge oublie qu'il ne s'agit que d'une hypothèse et que d'autres, bien d'autres, doivent être élaborées et vérifiées. Pour lui, c'est clair, le notaire est coupable, son amie complice. Il s'agit maintenant de les faire avouer rapidement.

La nouvelle de l'arrestation a éclaté comme une bombe dans la petite ville de Bruay où chacun prend aussitôt ses marques : Pierre Leroy, toujours calme, froid, affirme qu'il a confiance dans la justice de son pays. Les notables de Bruay se rangent de son côté, affirmant qu'un « homme de cette éducation est incapable d'agir ainsi ». La famille Dewèvre et les mineurs se souviennent que Pierre Leroy est le notaire des houillères, « un homme dur en affaires qui ne fait pas de cadeaux aux mineurs ». Et voilà qu'il se confond en explications embrouillées. Il est arrêté mais on n'a toujours pas prouvé sa culpabilité. De là à penser que certains le protègent...

Tous les après-midi, des femmes accompagnent la mère de Brigitte au cimetière. La révolte gronde, on jette des pierres sur la belle villa blanche de Monique Mayeur qui doit se réfugier chez des amis. Une association se crée, le comité « Vérité et Justice », qui réclame toute la transparence sur cette affaire devenue désormais exemplaire de la lutte des classes.

La transparence ? C'est aussi ce que veut le juge Pascal, comme il ne cesse de le répéter aux journalistes : il faut une Justice publique, une maison de verre... Multipliant les interventions, les procès-verbaux et les déclarations à la presse, il s'acharne sur le dossier, se transforme en justicier. Convaincu de la culpabilité du notaire, il irrite les avocats de la défense qui l'accusent de manquer d'objectivité : « L'enquête s'oriente uniquement sur Pierre Leroy avec un acharnement de mauvais aloi, déclarent-ils. On fait fausse route. Mieux vaudrait chercher le véritable assassin. Une quantité de suspects dont les noms figurent dans le dossier ont été interrogés superficiellement ou pas du tout... »

Le 27 avril, la première reconstitution du crime va mettre en évidence les incohérences des déclarations du notaire, ce qui permet au juge Pascal de rejeter la demande de mise en liberté de l'inculpé. Un mois plus tard, par ordonnance du 27 mai, Henri Pascal, désireux de bâtir un dossier en béton, « désigne le Pr Thervet, les Dr Bailly et Martin, avec mission : de fixer l'heure de la mort ; d'indiquer le temps maximal qui a pu s'écouler entre la strangulation et les mutilations ».

Étrange mission, fort malcommode puisque nous ne disposons que du rapport d'autopsie, de l'album de photographies prises sur les lieux du crime et, heureusement, des procès-verbaux de gendarmerie. Les clichés sont éloquents. Ils décrivent l'aspect des blessures, la position du corps dans le terrain vague jonché de tessons de bouteille, l'éparpillement des vêtements. Surtout, ils permettent de distinguer très nettement les multiples entailles de la tête et de la nuque, les marques laissées sur le sol par l'instrument qui a provoqué ces blessures. Le rapport d'autopsie mentionne que l'estomac était vide, à l'exception de « trois quartiers d'orange, presque encore intacts ». Cet élément ne permet d'apporter aucune précision quant à l'heure de la mort !

Comme je l'ai déjà signalé plus haut, la digestion varie considérablement suivant les individus. Dans le cas de Brigitte, la nature acide du fruit et le stress émotif que l'enfant a dû ressentir peuvent expliquer un phénomène *a priori* illogique : il est possible que les quartiers d'orange soient restés des heures dans l'estomac sans être digérés. D'autant qu'avalés à la hâte, sans avoir été mâchés au préalable, ils conservaient leur enveloppe fibreuse protectrice. Impossible de trancher scientifiquement. Brigitte a pu être tuée peu après avoir quitté la maison familiale ou beaucoup plus tard dans la nuit.

Nous resterons tout aussi évasifs quant à la seconde question du juge. Nous avons simplement remarqué que les blessures de l'adolescente présentaient un caractère vital. Autrement dit, les coups ont été portés (à l'aide d'un instrument tranchant et assez lourd) quand la jeune fille était encore vivante ou juste après sa mort — soit avant la strangulation, soit pendant, soit tout de suite après, dans le laps de temps d'un quart d'heure où le sang peut encore se coaguler et former des hématomes.

Certains détails restent insuffisamment précisés dans le premier rapport. Les lésions, par exemple, n'ont pas été observées avec assez d'attention. Je propose donc à Henri Pascal de procéder à une seconde autopsie. Le juge est-il dépité par nos tergiversations, lui qui espérait sans doute une confirmation aveuglante de ses suspicions. Il refuse. De même il ne me demandera pas, comme le font la plupart de ses collègues, de compléter le rapport écrit par des appréciations verbales, confidentielles, compte rendu « officieux » qui permet au légiste de se montrer un peu moins tatillon et de donner sa propre interprétation des faits au magistrat... ce qui éclaire ou, au contraire, assombrit la lanterne de ce dernier ! Dorénavant, je n'entendrai plus parler du petit juge de Béthune que par l'intermédiaire de la presse.

Tous les week-ends, des milliers de badauds se pressent à l'entrée de cette petite ville de province pour contempler « les lieux du crime », provoquant de monstrueux embouteillages sur la nationale 41. Quand ils aperçoivent la voiture du juge Pascal, les curieux se précipitent pour lui serrer la main et l'encourager. Au fil des jours, l'atmosphère se fait de plus en plus passionnelle. Le ton monte dangereusement entre partisans et adversaires du notaire.

Le 30 juin, un jeune homme timide, Clément Leblanc, vient témoigner spontanément chez le juge. Il serait bien venu avant, explique-t-il, mais la meute de journalistes massée devant le palais de justice l'effrayait. Le 5 avril, vers 20 heures, il a vu « un homme au cou de taureau et au crâne dégarni, avec un pull à col roulé, qui donnait le bras à une petite brune sur le trottoir ». Puis il a aperçu à l'entrée de l'impasse une Peugeot blanche dans laquelle était assise une autre femme qui ressemblait à Monique Mayeur. Confronté à cette dernière, il la reconnaît. Elle nie farouchement être montée ce soir-là dans la voiture de son ami. Clément Leblanc reconnaît ensuite dans le notaire l'homme qu'il a croisé sur le trottoir avec la petite brune ! Pierre Leroy dément, affirme qu'il portait une chemise ce soir-là, comme d'habitude. D'ailleurs, la jeune employée de pharmacie qui a vu, elle aussi, Brigitte et un « inconnu à col roulé » ne trouve aucune ressemblance entre cette silhouette et celle du notaire.

En juillet, une nouvelle reconstitution du crime n'apporte aucun élément nouveau, mais se solde par l'arrestation de Monique Mayeur, inculpée de complicité dans le meurtre. Écœurés par le fait que leur client soit maintenu en prison malgré l'absence de preuves déterminantes, les avocats du notaire déposent une requête en « suspicion légitime » contre le juge Pascal, coupable d'avoir « dit publiquement son intime conviction de la culpabilité de Me Leroy avant l'achèvement de son enquête, entachant ainsi de partialité les opérations d'instruction ». Chargée de statuer sur cette demande, la cour d'Amiens décrète, le 18 juillet, la mise en liberté de l'inculpé. Un premier soufflet pour le juge Pascal, soutenu haut et fort par le comité Vérité et Justice en tête duquel milite Jean F., le copain de Brigitte, l'un des derniers témoins à l'avoir vue le 5 avril.

Un premier soufflet qui se conclut deux jours plus tard par un sévère désaveu : la cour de cassation dessaisit le juge Pascal du dossier et le confie à un autre magistrat, le juge Sablayrolles, de Paris. La sanction ne concerne d'ailleurs pas le seul juge, elle s'applique aussi au Parquet de Béthune qui, lui, se voit reprocher d'avoir trop cherché à exonérer le notaire. « Affaire passionnelle » estime la cour, « complot » dénonce une partie de la presse ; tandis que certains soupirent, soulagés parce que l'affaire de Bruay va redevenir celle du meurtre de Brigitte, seize ans, et rappellent que l'exer cice de la justice doit être serein.

Dans une atmosphère électrique, le juge Sablayrolles choisit la seule méthode susceptible de ramener le calme : travailler en silence. Il se plonge dans le volumineux dossier qui lui échoit : 470 procès-verbaux contradictoires, 8 kilos de paperasses ! Sa première réaction est de nous appeler à l'Institut médico-légal pour nous demander de confirmer le rapport et de donner notre interprétation officieuse des faits. Je peux alors lui exposer l'hypothèse que nous avions élaborée entre nous, et qui dépasse largement les deux questions qui nous avaient été posées :

— La petite n'a pas été violée. Il ne s'agit sans doute pas d'un crime sexuel. Le meurtrier a dû ensuite maquiller le meurtre pour lui donner l'allure d'un acte sadique. Nous n'avons pu déterminer l'heure de la mort. Tout ce que nous pouvons dire, c'est que la rigidité cadavérique permet de faire remonter le décès à 7 heures du matin au plus tard. Cependant, d'après le contexte, il semble raisonnable de penser qu'il a eu lieu dans la soirée puisque l'adolescente n'est jamais arrivée chez sa grand-mère… Quant aux lésions superficielles, le juge Pascal s'est fixé sur la haie d'épineux. Il est possible que ces éraflures soient dues aux aubépines mais dans ce cas, le ou les agresseurs devraient avoir, eux aussi, le visage et les mains copieusement égratignés… Il peut y avoir une autre explication : la petite a été traînée sur le terrain vague comme l'envisageaient dès le début les policiers : ils ont précisé que les détritus et les tessons de bouteille qui jonchaient le sol avaient fort bien pu provoquer ces lésions.

— Comment a-t-on pu la tuer ?

— Je crois qu'il y a d'abord eu étranglement, puis doute sur la réalité de la mort, d'où les coups avec un instrument coupant et lourd comme une hache ou une bêche. Si le meurtrier avait frappé en premier, il se serait vite rendu compte que les blessures étaient mortelles et n'aurait eu aucune raison d'étrangler sa victime. Mais il a fallu qu'il fasse vite car, comme nous l'avons écrit, les deux agressions montrent des lésions vitales... En tout cas, les coups de hache ont été donnés dans le terrain vague puisque les policiers ont relevé dans le sol des entailles qui contenaient des mèches de cheveux sectionnées.

C'est tout ce que nous pouvons avancer pour l'instant. Trop de points restent obscurs, et le juge doit retourner à ses paperasses et à ses méticuleuses enquêtes...

Neuf mois plus tard, en avril 1973, à la stupéfaction des policiers qui procèdent à une audition de routine, Jean F., le jeune camarade de Brigitte devenu un militant actif du comité Vérité et Justice, l'un des principaux témoins du drame, s'accuse du meurtre de la jeune fille ! Les précisions qu'il donne sont si justes qu'il est immédiatement inculpé.

« Le 5 avril, vers 19 heures, j'ai bavardé avec Brigitte. Elle m'a donné rendez-vous à la plate-forme de la rue Ranchicourt une heure plus tard. Je suis rentré chez moi et j'ai regardé la télévision en compagnie du frère de Brigitte, Philippe. Ensuite, à 20 heures, pour pouvoir aller seul au rendez-vous, j'ai dit à Philippe : « Je vais chez mon oncle tuer un lapin. » Je suis parti à la plate-forme. Brigitte m'attendait. Elle voulait me dire qu'elle m'aimait bien. Ça m'a fait drôle. On a chahuté. A un moment, sans faire exprès, elle m'a griffé. Je l'ai poussée, elle est tombée.

» Après, elle ne se relevait plus, elle gémissait. Elle m'a dit : “ T'es fou, tu as bu... ”

» Je me suis affolé, je l'ai prise par le cou, j'ai serré très fort. Elle n'a plus bougé. Après, j'ai pris un lien qui traînait par là, j'ai entouré son cou et j'ai serré à nouveau. Elle est morte. Je ne savais plus quoi faire. J'ai traîné le corps dans le parc de Mme Mayeur, puis je l'ai ramené à travers le terrain vague jusqu'à mon jardin. Là, j'ai compris que je ne pouvais pas le laisser là, que je devais le ramener dans le terrain vague mais j'étais fatigué. J'ai pris une brouette mais la roue a cassé, j'ai donc dû encore traîner Brigitte jusqu'au terrain derrière la butte.

» Après, j'ai voulu maquiller sa mort en crime sadique. J'ai pris une hachette. J'ai frappé à l'aveuglette puis j'ai déshabillé Brigitte, j'ai éparpillé ses vêtements et j'ai tenté de dissimuler ses jambes derrière un vieux pneu, puis j'ai couru me changer jusqu'à la maison. J'ai nettoyé la hachette et mes vêtements. Dans la cour, j'ai retrouvé les lunettes de Brigitte, elles étaient tachées de boue, je les ai nettoyées et cachées dans un fauteuil.

On retrouve effectivement une paire de lunettes dans la housse du fauteuil désigné par Jean. Les parents de Brigitte hésitent, ils ne reconnaissent pas les lunettes de leur fille, mais l'opticien sera formel : ce sont bien la monture et les verres qu'il a vendus à la petite Dewèvre.

Quelques jours plus tard, Jean F. se rétracte. Il faut dire qu'on le considère comme un peu simple d'esprit, qu'on ne le prend guère au sérieux, d'autant que ses déclarations varient d'un interrogatoire à l'autre.

La deuxième version qu'il donne du drame implique un troisième personnage :

« Je n'ai pas étranglé Brigitte. Quand elle m'a dit : “ Tu es une brute, t'as encore bu ”, je n'ai pas insisté. Mais derrière moi, j'ai entendu quelqu'un tousser. Je suis parti fumer une cigarette plus loin, à l'angle de la rue de la Comté. Je pensais qu'elle viendrait me retrouver et qu'on ferait la paix. Quelques minutes plus tard, je suis revenu sur la plate-forme. Elle était sur le dos, son visage n'avait plus de couleur et une sorte de mousse rouge sortait de sa bouche. Je me suis paniqué. Je l'ai soulevée », etc.

Plus tard encore, une troisième version sera donnée par les avocats : Jean a bien quitté Brigitte encore vivante puis, quand il est revenu, la voyant par terre, il a voulu l'aider. Il a mis les lunettes dans sa poche et tenté de porter la jeune fille mais, constatant sa mort, l'a laissée sur la plate-forme, est retourné chez lui et a décidé de garder les lunettes en souvenir de son amie. Les avocats accusent explicitement policiers et magistrats d'avoir obtenu les prétendus aveux « au moyen de pressions inadmissibles », rappellent la fragilité, l'immaturité de leur client.

Une dernière reconstitution du crime réunit les trois inculpés sur le terrain vague le 3 avril 1974, un an après les premiers aveux de Jean F. Celui-ci est revenu à plusieurs reprises sur ses déclarations pour finir par tout nier en bloc. Mariés dans l'intervalle, le notaire et Monique Mayeur continuent, eux aussi, à nier obstinément toute participation au meurtre.

Voilà donc trois inculpés, deux qui protestent depuis toujours de leur innocence, un qui fait des aveux partiels, des témoignages qui se contredisent, aucune autre preuve matérielle que les lunettes de la petite Brigitte, de nombreux points obscurs... Impossible de trancher : deux non-lieux pour les Leroy, un acquittement pour Jean F viendront clore le dossier.

Quant à moi, je n'ai jamais été aussi malmené que le jour de ce procès ! Procès à huis clos, donc secret, dont je ne peux que retracer l'atmosphère au moment de ma déposition. A peine étais-je arrivé à la barre que l'un des avocats récusait ma présence dans le prétoire, réfutait d'avance mon témoignage ! L'affaire Buffet-Bontemps où j'avais été, pour la première et dernière fois de ma carrière, accusé de forfaiture, traînait là ses dernières casseroles.

Le président lui répondit mollement. Je fus obligé de lancer : « Mais qu'est-ce que je fais là alors ? » Finalement, le ministère public imposa le respect de la loi.

Tout au long de ma déposition, je fus harcelé de remarques pas toujours interrogatives, ni courtoises... Pourtant, sur le plan médico-légal, l'affaire était simple : nous avions indiqué que le corps avait été traîné dans le terrain vague et que les tessons de bouteille avaient fort bien pu causer les nombreuses éraflures qu'il présentait. Dans un second temps, le meurtre, ou l'accident, avait été maquillé en crime sadique. Nous avions indiqué qu'une hache pouvait avoir causé les blessures décrites par les premiers médecins légistes. A l'audience, je fus prié de désigner, parmi divers instruments exposés dans un panier, l'arme éventuellement responsable des plaies à la tête. Mon choix se fixa sur une hachette qui se trouvait être celle que Jean F. disait avoir utilisée pour porter ses coups. Inutile de dire que les éléments objectifs que j'exposais n'allaient pas dans le sens souhaité par les avocats de la défense, qui plaidaient « non coupable » puisque le prévenu était revenu sur ses aveux. Mais, plus étonnant, ma déposition ne faisait pas non plus l'affaire de la partie civile ! Pas de chance pour moi...

Personne ne saura jamais ce qui s'est réellement passé ce soir du 5 avril 1972 où Brigitte a trouvé la mort. Parce que l'enquête a pris très vite un tour passionnel, que toutes les pistes possibles n'ont pas été explorées immédiatement, tout s'est irrémédiablement figé. C'est là une évidence absolue en matière judiciaire : une enquête qui se base, dès le départ, sur une unique hypothèse de travail n'aboutit jamais.

VIII

ERREURS EN TOUT GENRE

JE ne surprendrai personne en avouant que le médecin légiste peut commettre des erreurs. Quand deux collèges d'experts tiennent des propos contradictoires devant la cour, les journalistes s'en donnent à cœur joie pour exposer le désaccord et dénoncer, une fois de plus, la fragilité de nos affirmations. L'affaire Marie Besnard illustre on ne peut mieux une expertise ratée. La désinvolture, l'ignorance, la fausse interprétation des faits guettent tout médecin légiste, et si les plus consciencieux savent éviter les erreurs grossières, ils ne sont pas à l'abri d'un raisonnement trop hâtif ou de conclusions « sous influence »...

L'affaire Donne ou le procès de la désinvolture

« Mais alors, de quoi est-elle morte à la fin ? » interroge, perplexe, le président Poughéon, des assises d'Amiens, devant les deux experts qui s'affrontent sous ses yeux. Les jurés comme le président n'y comprennent plus rien. Jusqu'ici pourtant l'affaire semblait claire...

Le 15 mars 1975, les habitants d'un immeuble de Creil, dans l'Oise, ont aperçu un corps recroquevillé au pied de l'escalier. Il s'agissait d'une esthéticienne de trente-trois ans, Annick Donne, employée au rez-de-chaussée dans la parfumerie La Rose de France, et qui logeait avec sa patronne, au premier étage de l'immeuble. La jeune femme portait encore ses habits de travail et l'appartement avait été fouillé de fond en comble. « Elle a reçu des coups sur la tête avant d'être étranglée », disent les deux médecins légistes locaux qui procédèrent à l'autopsie.

Les policiers n'ont pas perdu de temps et l'enquête devait rapidement aboutir à l'arrestation d'un cambrioleur, Paul Duchesne, instituteur de son métier. Très estimé de ses élèves et de ses collègues, celui-ci avait malheureusement la passion du jeu. Il jouait toute la nuit au baccara, perdait, s'endettait, cherchait désespérément de l'argent. Son père l'avait aidé à plusieurs reprises. Peut-être un peu trop, puisqu'il avait réglé à l'amiable deux vols déjà commis à La Rose de France où sa belle-fille était alors employée.

Le 15 mars 1975, l'instituteur avait de nouveau un besoin pressant d'argent. Sa femme ne travaillait plus dans la parfumerie mais il en avait gardé la clef, et il décida de se livrer à un troisième cambriolage. Le soir, il guetta le départ de la patronne, s'introduisit dans l'appartement du premier étage... et tomba nez à nez avec Annick Donne ! On imagine la suite.

Paul Duchesne eut beau protester avec vigueur et assurer qu'il s'était simplement battu avec la jeune femme, que celle-ci était tombée dans l'escalier mais qu'il ne l'avait pas étranglée, il fut jugé le 5 octobre 1977 et condamné par la cour d'assises de Beauvais à douze ans de réclusion criminelle.

Mais devant le désespoir violent de l'accusé et les arguments de son conseil, la cour de cassation allait annuler ce jugement et demander une nouvelle instruction. Bailly et moi fûmes chargés de procéder à une seconde expertise. Le cadavre, inhumé à Perros-Guirrec et transporté à l'Institut médico-légal, était resté en assez bon état de conservation malgré trois années écoulées. Nous retrouvâmes aisément les hématomes et les ecchymoses décrits dans le premier rapport au niveau du visage, du dos et des coudes. Un assez gros hématome situé en haut de la nuque traduisait un violent impact à ce niveau. Le larynx occupa toute notre attention car, nous l'avons vu, son observation est capitale en cas de strangulation : sa fracture signe l'étranglement mais l'inverse n'est pas vrai puisque dans certains cas, assez rares, le larynx n'est pas détérioré même s'il y a bien eu strangulation.

Le larynx d'Annick Donne n'avait pas été fracturé (l'examen radiologique devait le confirmer) mais nous pûmes en revanche y observer un coup de bistouri maladroit qui avait détaché un petit morceau de cartilage.

Par chance, nous disposions d'un album de photographies en couleurs prises par les gendarmes lors de la découverte du corps. Des lésions très particulières apparaissaient au niveau du cou : d'abord une longue plaque « parcheminée », de la pointe du menton jusqu'à l'angle de la mâchoire, puis une autre, de même aspect, étirée horizontalement de la pomme d'Adam à la partie droite du cou. Ces constatations venaient corroborer les déclarations qu'avait faites l'inculpé lors de ses interrogatoires : « J'ai dû lui mettre la main sur la bouche pour l'empêcher de crier. Je la maintenais par le cou avec mon bras droit replié. » En effet, les plaques parcheminées avaient fort bien pu être créées par le tissu rugueux du veston de Paul Duchesne. La strangulation meurtrière paraissait d'autant moins probable que nous n'avions trouvé aucun signe d'asphyxie cérébrale ou pulmonaire.

D'autre part, au moment où elle avait glissé dans l'escalier, la victime était indiscutablement vivante puisque son dos et ses bras étaient couverts d'ecchymoses, que sa nuque présentait un hématome, autant de « lésions vitales » consécutives à la chute et au heurt sur les marches.

L'hématome de la nuque paraissait d'ailleurs suffisamment sévère pour que le choc ait pu endommager sérieusement la moelle épinière. C'est sans doute pour cette raison que nos collègues l'avaient prélevée ! Mais nous eûmes beau chercher dans le dossier, nous ne trouvâmes aucun examen de cette région. Par l'intermédiaire du juge d'instruction, nous fîmes demander à nos confrères les résultats de l'examen et le prélèvement de moelle probablement conservés sous scellés. Nous ne reçûmes ni l'un ni l'autre, égarés, paraît-il…

Nos conclusions exprimaient de sérieuses réserves quant à la mort par strangulation, excluaient formellement l'étranglement par lien dont nous ne retrouvions aucun stigmate à l'examen. En revanche, la mort par traumatisme crânien paraissait plausible.

Dufresne fut traduit le 15 janvier 1979 devant la cour d'assises d'Amiens. Il maintint ses déclarations : « Elle m'a surpris. Nous nous sommes battus. Elle est tombée dans l'escalier, inerte, et j'ai fui. » Bailly qui me représentait à l'audience fit une déposition précise, écartant toute fracture du larynx : il s'agissait d'un coup de bistouri maladroit. Sans peur du ridicule, nos confrères maintinrent leurs conclusions : mort par strangulation au lien, ce qui leur valut cette réplique ironique et mordante de Me Badinter :

— Vous ne voulez pas reconnaître au moins que vous vous êtes trompés ? Vous avez raison après tout car votre carrière d'expert s'arrêterait sûrement là. Mais attendez, n'épuisez pas votre indignation. Je lis la suite : rapport des Dr Bailly et Martin : « La mort a pu être provoquée par un traumatisme de la moelle épinière cervicale. » Avez-vous procédé à l'examen de la moelle cervicale ?

— Oui.

— Où faites-vous part de vos conclusions ?

— Il n'y avait rien !

Le Dr Bailly, lui, donna l'explication suivante :

— La moelle a été prélevée lors de la première autopsie, puis elle a disparu. Nous n'avons donc pu, pour la contre-expertise, vérifier d'éventuelles lésions. Mais il est impossible d'exclure qu'un traumatisme consécutif à une chute ait causé la mort de la jeune femme. J'affirme que Mlle Donne était encore vivante lors de sa chute dans l'escalier.

Malgré cette déposition qui engageait à la prudence, l'avocat général dira notamment dans son réquisitoire :

— Même si Paul Duchesne n'a pas étranglé Annick Donne, elle est quand même, à trente-trois ans, morte par sa faute. De plus, il savait parfaitement qu'elle était morte après sa chute dans l'escalier puisqu'il prit alors le temps de fouiller l'appartement.

Comme leurs prédécesseurs, les jurés de la cour de

cassation condamnèrent l'instituteur à douze ans de réclusion.

Des expertises trop sommaires

Une telle désinvolture de la part de médecins légistes reste tout de même l'exception, encore que de grandes affaires criminelles n'aient pu être résolues parce que les premières expertises s'étaient révélées particulièrement sommaires.

Je n'étais encore que préparateur à la Faculté quand j'ai eu l'occasion de me rendre compte des graves conséquences que peut entraîner la moindre négligence dans ce domaine. L'affaire qui m'en fit prendre conscience a coûté sa réputation au légiste responsable, et elle a bien failli condamner un homme à de longues années de prison.

Voici les faits : on repêche dans la Seine, à Créteil, le cadavre d'une jeune fille disparue depuis vingt-quatre heures. Quelques témoins l'ont aperçue la veille en compagnie de son fiancé avec lequel elle se disputait. L'autopsie est faite par un expert vieillissant qui se contente de noter les constatations de ses aides.

Ceux-ci décrivent des ecchymoses au niveau du cou, des griffures sur la peau… et signalent la présence d'une cravate dans la volige (le cercueil en bois dans lequel on transporte les cadavres à autopsier).

Le légiste en déduit que l'assassin a étranglé la jeune fille avant de la jeter à l'eau. Les soupçons se portent naturellement sur le fiancé, qui reconnaît la dispute mais nie le crime. Ému par ses dénégations farouches, un substitut demande une contre-autopsie au Pr Lebreton, toxicologue mais aussi médecin légiste réputé. Lebreton demande à son tour l'assistance d'un anatomo-pathologiste, le Pr Delarue.

L'examen du cou ne montre aucune ecchymose ! Ce qui a été décrit comme telle par les aides d'anatomie correspond à des lésions de putréfaction et Delarue confirme l'intégrité du larynx. Quant à la cravate, qui avait tout de même un peu aidé au diagnostic... elle provenait du déshabillage d'un autre cadavre et avait été mise par inadvertance dans la volige qui avait servi au transport de la jeune fille ! Le fiancé a retrouvé la liberté, le premier légiste a signé là sa dernière autopsie, mais comment ne pas frémir en pensant que si le jeune homme n'avait pas paru sympathique au procureur l'histoire se serait achevée de tout autre façon.

Elle m'a en tout cas suffisamment marqué pour me garder à jamais de l'improvisation et de l'à-peu-près. Comme sans doute la plupart de mes confrères, j'ai rédigé à mon usage personnel un protocole d'autopsie qui récapitule, dans l'ordre, tous les gestes à accomplir, tous les examens à demander. Ainsi, je commence par longuement observer, analyser avant d'établir mes premières hypothèses. Cette méthode me permet d'éviter les mauvaises surprises... et de ne pas trop me laisser influencer par l'enquête policière ! Je ne dirai jamais assez combien le médecin doit se montrer prudent ; seule l'expérience apprend à se servir des données utiles et à écarter celles qui ne cadrent pas avec les constatations médicales. J'en ai eu encore un exemple récemment.

Le 17 octobre 1986, vers 23 h 30, un automobiliste est retrouvé mort dans sa voiture, une R 5 turbo, sur une bretelle de l'autoroute A 4 à hauteur de Joinville-le-Pont.

L'automobile, très endommagée à l'avant, gît contre la glissière de sécurité droite, la vitre du côté droit est totalement brisée, la vitre gauche baissée. L'homme, de robuste constitution, ne porte pas sa ceinture de sécurité. Il est affalé sur le plancher, la tête sur le siège avant droit, les jambes allongées sous le volant.

Je pratique l'autopsie le lendemain matin en présence des policiers chargés de l'enquête. A leur avis la victime, un représentant de commerce, a été tué d'un coup de pistolet par un autre conducteur qui le doublait. A l'appui de leur conviction, non seulement la vitre gauche était abaissée mais le visage, très abîmé par les éclats de verre, porte une curieuse lésion. Parmi les nombreuses plaies que l'on relève, à gauche comme à droite, l'une, sur la joue gauche, paraît particulièrement suspecte : longue de 3 centimètres, d'aspect triangulaire, elle présente des bords déchiquetés et recouverts d'un dépôt noirâtre.

La cause de la mort est facile à définir : le crâne et la face ont été fracassés au moment du choc de la voiture contre la glissière de l'autoroute. Sur les radiographies on ne constate la présence d'aucun corps métallique dans le cerveau ! J'ai bien l'impression qu'il s'agit d'un accident. La femme du conducteur a indiqué que son mari aimait la vitesse, qu'il roulait habituellement sur l'autoroute à 160 kilomètres à l'heure. Néanmoins, par prudence, je prélève un fragment de peau pour y rechercher des traces de poudre.

Je n'ai pas encore déposé mon rapport que le « shérif », le substitut de la section criminelle, demande une contre-autopsie. Malheureusement, il s'adresse à un jeune collègue encore peu expérimenté, qui se laisse convaincre par le magistrat et conclut au crime par arme à feu...

Une information est alors ouverte, le juge d'instruction

veut que je fasse un complément d'expertise ! Mon mauvais caractère me pousse à refuser cette proposition, d'autant que j'ai présenté ma démission au substitut. Mais le juge se montre convaincant, parvient à détendre l'atmosphère et me charge avec Ceccaldi, directeur de l'Identité judiciaire, de rechercher d'éventuelles traces de poudre. Les examens nous permettent d'exclure formellement toute possibilité de blessure par arme à feu. Quant aux traces noirâtres qui souillent la plaie et ont intrigué les policiers, elles proviennent tout simplement du caoutchouc qui assure l'étanchéité de la glace de la portière droite ! L'affaire a été classée...

Du danger de l'interprétation

Un autre écueil guette le légiste : l'interprétation des faits. Je me suis suffisamment donné le beau rôle dans ce chapitre pour ne pas terminer sur trois de mes erreurs !

La première concerne une bagarre d'ivrognes, un mari et sa femme qui ont passé leur repos dominical à s'enivrer de concert jusqu'au moment où la femme, soudain agressive, a frappé plusieurs fois son mari à la tête avant de s'endormir. Le matin, péniblement réveillée, elle découvre que son conjoint est mort. L'autopsie est sans surprise : hémorragie cérébrale ayant occasionné la mort. Sur le cuir chevelu, une empreinte laissée par un « corps contondant » difficilement identifiable.

Ces résultats ne sont guères surprenants : les alcooliques chroniques présentent des troubles de la coagulation et saignent facilement. Je dis donc au juge que cette empreinte ne correspond pas obligatoirement à une agression : l'homme a pu tomber en heurtant le coin d'un meuble.

Le juge ne paraît pas très convaincu par mon hypothèse et recommande aux policiers un examen attentif des lieux. Ceux-ci y découvrent un marteau au talon taché de sang, auquel collent encore quelques cheveux.

Ultérieurement, le laboratoire d'identité judiciaire a pu montrer avec un montage photographique que le talon de ce marteau s'adaptait parfaitement à la plaie que j'avais examinée et que les cheveux étaient identiques à ceux du mari. L'affaire est venue aux assises où elle a été marquée par de nombreux incidents, notamment la mise en cause d'un troisième larron qui avait partagé les agapes et aurait pu être coauteur du crime. Le président a renvoyé l'affaire pour complément d'instruction mais, après ma brillante prestation, je n'en ai plus entendu parler.

Ma deuxième erreur fut vertement corrigée... par le suspect, et par hasard ! Un soir, un homme se présente essoufflé au commissariat de son quartier. En rentrant de son travail, il a retrouvé, dit-il, sa femme allongée sur le lit, un couteau planté dans la poitrine.

Le corps est transporté à l'Institut médico-légal où je constate qu'un couteau de cuisine est enfoncé jusqu'au manche dans le buste de l'épouse, un peu en dessous et en dedans du sein gauche, perpendiculairement au thorax. La lame mesure 18 centimètres de long. Elle a traversé sans peine le cœur au niveau des deux ventricules mais n'a atteint ni la colonne vertébrale, ni la paroi postérieure de la cage thoracique. Aucune ecchymose n'apparaît dans les « zones de prise » ni sur le reste du corps. Je communique au procureur les résultats de mon examen : mort par hémorragie cardiaque, coup porté perpendiculairement à la paroi. J'ajoute que la jeune femme, de type vietnamien, avait une constitution frêle.

Le mari est longuement interrogé par la police. Il indique que sa femme se montrait particulièrement déprimée depuis quelque temps, qu'elle avait fait plusieurs tentatives de suicide et était régulièrement suivie par une équipe de psychiatres. J'indique verbalement au procureur qui me communique les résultats de l'enquête que la direction du coup est un peu inhabituelle. En principe, quelqu'un qui se frappe la poitrine, de la main gauche ou de la main droite, donne une direction oblique au couteau. Mais mes autres constatations ne me permettent absolument pas d'exclure l'hypothèse du suicide. Aucune suite judiciaire n'est donc donnée à l'affaire.

Deux ans plus tard, sous l'empire de l'alcool, le mari transforme son appartement en fort Chabrol et accueille à coups de fusil les forces de l'ordre qui montent à l'assaut. Difficilement maîtrisé, il invective tout le monde puis, triomphant, se tourne vers les policiers : « Bande de c..., vous n'y avez rien vu ! Je vous ai tous roulés. C'est moi qui l'ai tuée, ma femme. Votre médecin légiste est un âne... »

Le même âne a dû bien faire rire le magistrat qui lui confia un jour une mission des plus délicates. En 1953, j'étais fréquemment désigné par le Petit Parquet, chargé des affaires concernant les mineurs. A Paris, une brigade composée d'inspecteurs et d'inspectrices assure leur protection tant dans le milieu familial que sur la voie publique. Les inspecteurs font des patrouilles de jour comme de nuit, à la recherche des fugueurs, par exemple. Souvent, lorsqu'il s'agit de jeunes filles, le juge décide le placement temporaire dans un centre spécialisé. Celui que je fréquentais le plus en région parisienne était celui du Bon Pasteur, à Villejuif, tenu par des religieuses.

Mon rôle consistait à déterminer si les mineurs, au cours de leurs escapades nocturnes, avaient subi des violences sexuelles. Tâche difficile car les filles se montraient souvent hostiles à tout examen médical, soit par pudeur, soit par crainte des conclusions du médecin légiste. Vu la fréquence à laquelle je pratiquais ces examens, j'acquis vite de l'expérience...

Ce jour-là, une fillette de treize ans, domiciliée à Bondy, fut retrouvée aux Halles de Paris après une fugue, endormie dans un camion. Le juge la fit conduire au Bon Pasteur et me posa la question habituelle : virginité ou défloration ? Et s'il y avait eu défloration, était-elle récente ou ancienne ?

La fillette niait avoir été agressée mais se laissa examiner. Je prenais toujours la précaution de demander à une sœur d'assister à l'examen afin de me prémunir contre d'éventuelles accusations. Il me fallait faire preuve d'une grande délicatesse et d'une grande douceur pour ne pas blesser physiquement ou moralement l'enfant, aussi je m'aidais plus de la vue que du toucher.

Le juge étant pressé de connaître les résultats de mon examen, je lui rendis visite avant de déposer mon rapport. Sans être affirmatif, je lui dis qu'il était fort peu probable que la jeune fille ait été déflorée pendant son escapade nocturne : l'hymen paraissait intact. Le juge m'écouta attentivement, me laissa parler, jusqu'au moment où il déposa devant moi le rapport de gendarmerie. J'y lus avec effarement que, malgré son jeune âge, la petite était réputée dans son quartier pour son extrême complaisance... Ce jour-là, j'ai quelque peu perdu la face, mais cet échec fut fort instructif : par prudence, j'avais fait un examen trop superficiel et surtout j'avais prêté foi aux déclarations d'innocence de la petite !

IX

L'ASSASSIN DE LA DAME EN ROUGE

Les journalistes de faits divers ne se contentent pas de hanter les commissariats, de se précipiter sur les lieux du crime et d'interviewer les familles : ils mènent souvent leur propre enquête, parallèlement à celle diligentée par la justice. Il est rare qu'ils obtiennent d'aussi rapides résultats que leurs concurrents « officiels » ; exceptionnel qu'ils leur dament le pion. Dans l'affaire Trébert, l'astuce d'un reporter et le talent d'un dessinateur de presse ont pourtant réussi là où l'une des meilleures brigades de police avait achoppé : en quelques jours, les deux compères ont cerné l' « assassin de la dame en rouge », vainement recherché depuis plusieurs semaines.

Cette jeune femme assez jolie vivait discrètement parmi des voisins indifférents. Elle avait deux petits garçons, une vie rangée, sérieuse, banale… Or, on la découvre au fond des taillis de la Croix-de-Noailles, en forêt de Saint-Germain, dans un tel état que les gendarmes qui m'ont amené sur les lieux pensent immédiatement à un crime de prostituée : elle est atrocement mutilée dans sa robe rouge et son corsage déchirés, elle a d'abord été frappée puis lardée de coups de couteau sur tout le corps... Nous sommes le 5 avril 1959, à la fin de la matinée. Le meurtre remonte au petit matin. Déjà, les badauds affluent.

Très vite, la police va découvrir l'identité et l'adresse de la dame en rouge : Arlette Donier, assistante sociale, vivait dans une chambre de bonne au 13, avenue Parmentier, à Paris. « Secrète, distante, disent les voisins, elle nous saluait poliment mais ne souriait jamais. » Avait-elle eu quelque occasion de se réjouir de la vie, cette pauvre femme dont les journalistes vont vite découvrir le passé tragique ? Résistante à dix-huit ans, elle fut arrêtée, violée et torturée par des soldats de la Wehrmacht. Quand elle recouvra la liberté, ce fut pour voir disparaître tragiquement sa mère dans un accident. Après des études de droit, sa licence en poche, elle devient secrétaire de direction d'un centre de psychologues parisiens s'occupant de la réadaptation « des êtres physiquement et moralement éprouvés ». Elle vécut quelque temps avec un homme dont elle eut des jumeaux, deux ravissants petits garçons malheureusement sourds-muets. Le père ne put supporter ce handicap et abandonna la famille à son sort. Arlette, loin de son père qui, remarié, résidait dans l'Ain, mit alors ses fils en pension à Saclas. Pendant la semaine, elle faisait le double trajet quotidien entre la rue Henner (où siège le centre de psychologues) et son domicile de l'avenue Parmentier. Le week-end, elle allait voir ses fils. « Elle ne recevait pratiquement jamais personne chez elle. Le soir, elle regardait dehors en fumant une cigarette », se souvient la concierge.

Quand nous l'examinons à l'Institut médico-légal de Versailles, nous constatons que les innombrables blessures qu'elle porte sur le visage, la gorge et le ventre, vraisemblablement provoquées par un couteau, ne sont guère profondes à l'exception de la plaie abdominale. Aucune n'explique la mort dont nous découvrons la cause en disséquant le cou : la jeune femme a été étranglée à la main. Elle a subi quelques violences sexuelles sans trace de sperme, et son assassin l'a mordue avec une telle violence que le sein droit porte l'empreinte ecchymotique d'une arcade dentaire supérieure très marquée...

Les policiers s'orienteraient bien vers un crime sadique « de hasard », mais que pouvait bien faire une assistante sociale sérieuse en pleine nuit dans la forêt de Saint-Germain ? En fouillant dans la chambre de bonne, ils découvrent des petits mots passionnés signés d'un certain Guy. L'un se termine par « je t'attendrai, je t'aime »; un autre, griffonné au dos d'un bordereau commercial, indique : « Je t'attendrai le vendredi 3 avril dans la brasserie du 13, place de la République. »

Guy ? Ce prénom rappelle aux policiers la plainte déposée par une jeune laborantine qui aimait les bals, Marie-Carmen Geralte. En novembre dernier, lors d'un après-midi dansant à La Boule Rouge, rue de Lappe, elle a rencontré un certain Guy, un drôle de type, petit, chétif, blond, à la voix douce, qui travaillait comme peintre chez un carrossier automobile. Il lui avait spontanément raconté sa vie. A quatorze ans, alors qu'il sonnait le début de la récréation au collège des Francs-Archers à Laval, il avait reçu la cloche sur la tête... Sa vie devait basculer à la suite de cet accident tragicomique : il devint instable, fugueur, violent, séjourna dans une maison de correction avant de s'engager, de déserter, de rempiler puis d'être enfin réformé pour déficience mentale... Il parlait, parlait, l'air triste, accablé, et Marie-Carmen compatissait. Elle compatit tellement que quand Guy lui proposa d'aller dîner dans un restaurant de Saint-Germain pour bavarder plus intimement elle accepta, attendrie. La voiture roula bientôt sous les arbres de la forêt, il ne faisait pas bien chaud mais Guy parlait toujours.

« Tout d'un coup, il s'est arrêté. “ Zut, une panne ”, me dit-il, et il descendit farfouiller sous le capot en me demandant de venir tenir une lampe-torche. Je l'ai rejoint. Et alors là, il avait changé du tout au tout. Il grimaçait. Il m'a frappée violemment avec un démonte-pneu. Je suis tombée mais j'avais tellement peur que je me suis relevée précipitamment et que j'ai couru de toutes mes forces sur la route. Je n'y voyais plus rien, j'avais le visage en sang et lui courait derrière moi en menaçant de me tuer si je parlais à la police... »

Recueillie par un automobiliste de passage, la jeune laborantine se rendit immédiatement à la gendarmerie de Saint-Germain pour porter plainte et donner le signalement de son agresseur.

Serait-ce le Guy d'Arlette Donier? Ses voisins ne savent rien, ne disent rien. Le commissaire principal Payan et sa brigade ont devant eux la perspective d'interminables démarches, interrogatoires, propos contradictoires et autres silences prudents. Les semaines passent, l'inconnu reste introuvable.

Mais un autre enquêteur se promène patiemment dans le quartier d'Arlette Donier. Moins intimidant que les policiers, il questionne inlassablement les commerçants, la concierge, les locataires du 13, avenue Parmentier. Roger Chateauneu est un brillant journaliste qui travaille pour un hebdomadaire spécialisé.

A force de recueillir les ragots et les semi-confidences, il finit par apprendre qu'Arlette n'était pas toujours seule. Quelques personnes l'ont vue en compagnie d'un petit homme blond, bizarre, « étranger au coin ». Une fois, une voisine a même eu le temps de bien le détailler : la dame en rouge et l'étranger faisaient la queue devant elle dans un cinéma de quartier pour aller voir *Crime et Châtiment.* Roger Chateauneu a alors une idée lumineuse. Il réunit tous ceux qui ont entrevu le petit homme blond et, à l'aide d'un copain dessinateur de talent, Angelo Di Marco, reconstitue son portrait-robot.

Six semaines après le meurtre, trois témoins confrontent leurs points de vue dans le bureau du journaliste : la concierge de l'avenue Parmentier, la spectatrice du cinéma, le patron d'un petit café qu'Arlette fréquentait avec son ami. Comment décrire ce jeune homme ? Il est blond, petit, chétif, mais encore ? Peu soigné, légèrement voûté, une figure en toupie et surtout, surtout, des cheveux épais, frisés, qui reviennent en arrière comme des rouleaux... Au fur et à mesure que le dessinateur corrige, efface, recommence, les témoins, médusés, voient surgir devant eux la silhouette du fameux Guy... Trois heures plus tard, la cliente du cinéma s'écrie : « Oui c'est lui, c'est bien lui, c'est formidable ! » Une face, un profil. Quand le commissaire Payan voit le croquis du dessinateur, son premier réflexe est de le montrer à Marie-Carmen Geralte, qui manque de défaillir : « Ah, ça y est, vous l'avez déjà arrêté. »

Forts de ces reconnaissances spontanées, journalistes

et policiers décident de diffuser largement dans la presse les photos de « l'assassin de la dame en rouge ». Trébert ignore qu'il vit ses dernières heures de liberté.

Au 13 de la rue Saint-Augustin, près de la Bourse, Mme Sentagne a peur ; la première page du journal l'obsède tout le week-end de la Pentecôte.

— Mais c'est l'homme du quatrième ! s'est-elle exclamée à la vue du portrait-robot.

— Qui ça, Guy Trébert ? Mais oui, ça lui ressemble bien, a reconnu son mari.

Mais les Sentagne hésitent à téléphoner à la police. Et si c'était une erreur ? Ils ignorent qu'à tous les étages de l'immeuble, les voisins se posent la même question : « Et si c'était lui ? Si c'était lui ? »...

Au quatrième, il y a bien Marie-Christine Yvanovitch, la compagne de Trébert, les quatre enfants qu'elle a eus d'un premier mariage et cette toute petite fille d'un an, fruit de son union avec son nouvel ami. Mais Guy Trébert, lui, n'en finit pas d'apparaître et de disparaître... Depuis trois jours, la peur au ventre, il court de meublé en garni, passe rue Saint-Augustin embrasser tout le monde, repart l'air affairé, annonce qu'il va faire un déménagement, revient le dimanche matin pour emmener sa nombreuse famille pique-niquer à Nogent... Il a vu le portrait-robot dans la presse, il se sait, se sent perdu. Alors il s'enferme dans la chambre minable d'un petit hôtel et se coupe les cheveux à ras. Puis il songe à fuir. Mais il reste accroché à Marie-Christine, à sa petite Sylviane et il va, il vient, déjà pris au piège...

Le lundi après-midi, le téléphone sonne plusieurs fois dans le bureau du commissaire Payan : « Allô, le portrait-robot ressemble beaucoup à Guy Trébert, un de mes voisins du quatrième, 13, rue Saint-Augustin... »

Effervescence à la 1re brigade mobile : on consulte le fichier de la Préfecture de police qui contient le signalement d'un certain Trébert Guy — jeunesse mouvementée, déserteur, escroc au mariage en 54, peintre en automobiles dans un garage de la rue Amelot.

Il suffit aux policiers de se rendre sur place pour récolter enfin une preuve, une vraie, la première de l'affaire. Le carrossier déclare employer effectivement Guy Trébert : « Il est actuellement en congé-maladie pour quelques jours. » Et le patron de la rue Amelot reconnaît le bordereau commercial sur lequel Guy a griffonné quelques mots à l'intention d'Arlette Donier. « Nous le lui avons établi il y a quelque temps, précise-t-il, car il avait emprunté une voiture au garage. »

Plus de doute possible. Le mardi, la 1re brigade mobile cerne l'immeuble de la rue Saint-Augustin. Il était temps...

Complètement affolé, Guy Trébert songe désormais à fuir. Le matin, il a accompagné Marie-Christine chez le gynécologue : son amie attend un bébé qui devrait naître d'ici un mois ou deux. Il l'a ensuite ramenée à la maison, a pris quelques affaires au passage : « Ne t'inquiète pas, je m'absente pour quelques jours. » Le temps de dégringoler les marches de l'escalier, et il se fait cueillir par les hommes du commissaire Payan. Tout de suite, dans la voiture qui l'emmène, il avoue : « Oui, c'est moi qui ai tué Arlette Donier, je ne sais pas pourquoi, j'appartiens aux psychiatres... »

Au cours du premier interrogatoire, il poursuit sa confession : « J'avais fait sa rencontre dans un cinéma le 15 mars dernier. Le soir même, je l'ai emmenée se promener dans les bois de Saint-Germain, c'était une gentille camarade. » Le 4 avril, il est passé prendre

Arlette chez elle. Personne ne l'a vu monter à la chambre de bonne. Il a invité son amie à dîner à Rueil-Malmaison. En fin de soirée, ils sont allés se promener en forêt de Saint-Germain. Alors qu'ils s'embrassaient, dit-il, « j'ai senti que ça montait en moi. Il me fallait la frapper, la tuer, comme j'avais déjà tenté de le faire avec une autre en novembre dernier. » Il a étranglé sa compagne avec une corde. Puis l'a sortie de la voiture, l'a rouée de coups et abreuvé d'injures, s'est acharné sur elle avec un remonte-pneu et un couteau avant de s'enfuir : « Je ne sais plus ce que j'ai fait, j'ai erré dans Paris toute la nuit et le lendemain, j'avais peur de rentrer chez moi et que Marie-Christine s'aperçoive de mon trouble. » Le jeune homme confesse ensuite l'agression de Marie-Carmen et d'une autre femme en forêt de Saint-Germain. A la vue des photos publiées dans la presse du lendemain, le public n'en revient pas. La plupart des quotidiens ont juxtaposé les deux portraits-robots et les clichés de l'inculpé « en pied », de face et de profil. La ressemblance est hallucinante. On loue le talent de Roger Chateauneu et d'Angelo Di Marco, sans qui l'assassin n'aurait peut-être jamais été identifié.

Quand elle découvre l'image du tueur, la concierge d'Arlette se souvient que, quelques jours après le meurtre, le jeune homme aux longs cheveux blonds était venu lui demander s'il y avait un appartement libre. « J'ai répondu non. Il m'a regardée avec un air de fou et il m'a dit : " Mais elle est bien morte, n'est-ce pas ? " puis il s'est enfui sans me laisser le temps de réagir. » Trébert ne garde aucun souvenir de cet épisode...

Lors de la reconstitution en forêt de Saint-Germain, le 16 juin, le marchand de glaces fait recette en quelques heures. Les curieux affluent et la plupart d'entre eux sont sans doute allés, il y a quelques semaines, regarder Rapin se dandiner sur la Route Ronde. Mais le contraste entre les deux criminels doit frapper les plus indifférents. Autant « Bill » rayonnait devant ce public providentiel, autant Trébert rentre la tête dans les épaules, tente d'échapper aux photographes et semble réellement souffrir de revivre la scène de la Croix-de-Noailles. Il affirme une fois encore ne se souvenir de rien. « Je ne me rappelle plus... j'avais le bras droit passé derrière le dos d'Arlette. Soudain ma main a touché la corde entre les deux banquettes. Je l'ai étranglée... »

J'interviens pour indiquer au magistrat que mes constatations ne corroborent pas ces déclarations. J'ai trouvé des traces de strangulation à la main et non à l'aide d'un lien. « Je ne comprends pas ce qui s'est passé, dit Trébert, j'ai agi comme un automate... Arrivé à Paris, au niveau de la Défense, j'ai réalisé que j'avais commis un crime, j'avais du sang sur les mains. Je suis allé jeter les sous-vêtements d'Arlette et son sac à main dans le bois de Vincennes. »

J'écoutais cet assassin de vingt et un ans, auteur d'un crime abominable, et me sentais cependant submergé par la pitié. Il me rappelait certains malades de la maison psychiatrique d'Ivry. Le lendemain de son arrestation, je l'avais examiné à la prison de Versailles à la demande du juge d'instruction... Le contact fut facile, il répondait sans réticences, me racontait son enfance, la cloche sur la tête, ses fugues, la maison de redressement, bref, tout ce qu'il avait confié à Marie-Carmen et probablement à Arlette Donier. Après un service militaire mouvementé, il s'était marié, avait quitté sa femme au bout de trois mois et était parti vivre avec Marie-Christine Yvanovitch. Il me parut très déprimé.

Je l'interrogeai sur l'empreinte du sein droit, cette morsure profonde qui m'avait intrigué. Il ne se souvenait que d'un subit coup de folie. J'avais demandé au juge d'instruction l'autorisation de réaliser un moulage des dents du jeune homme, un de mes amis dentiste m'avait prêté une nouvelle pâte plastique qui, à ses dires, donnait d'excellents résultats. Mais elle prenait très rapidement et il me fallait donc agir avec dextérité... Hélas, j'en mis trop dans le moule, il déborda. En proie à une angoisse qui n'avait d'égale que celle de mon malheureux patient, je tentai d'arracher ce maudit appareil qui résistait. Nous étions seuls dans la cellule, personne n'entendait mes appels. Un effort violent sur le manche du moule me permit enfin de libérer les mâchoires. Nous respirâmes de concert.

Cet incident qui faillit tourner au drame a-t-il fait basculer nos rapports ? A partir de là, Trébert va me choisir comme confident de toutes ses peurs et m'écrire bientôt une lettre suffisamment émouvante pour que je la cite intégralement :

« J'ai hésité longuement avant de venir vers vous sur ce papier, j'ai tellement peur de paraître stupide et en écrivant cette lettre, mon cœur bat plus vite car je me demande dans quel sens vous la concevrez. Pourtant, il est utile que je le fasse. Vous êtes le seul parmi les docteurs, avocats, etc. qui m'entourent dans cette terrible épreuve, le seul en qui j'ai confiance, avec qui je parle aisément sans que les mots s'arrêtent dans ma gorge. Je ne sais si vous me comprendrez docteur, je ne sais trop comment m'exprimer. Je voudrais si possible que vous ayez l'autorisation de me visiter quelquefois, car vous m'avez dit revenir mercredi mais après vous ne reviendrez certainement plus. Je vous connais certainement moins bien que les autres docteurs qui sont venus plusieurs fois. Vous, je ne vous ai vu que quelques instants avant votre visite de mercredi dernier mais j'ai senti qu'avec vous je pourrais parler, ce sont des choses qui ne se commandent pas. Je l'ai dit à mes avocats : avec le Dr Martin, je me sens en confiance. Je voudrais tant avoir quelqu'un avec qui vider tout ce que je ressens, parler sans sentir cette honte, cette angoisse qui me sert le cœur et il n'y a que vous dans toutes les personnes qui m'entourent vers qui je pourrais le faire. Depuis l'âge de douze ans, docteur, je me débats seul ainsi sans jamais avoir trouvé un ami, un véritable ami vers qui l'on peut se confier, en sachant que l'on est compris. Si j'avais eu cet ami, je ne serais pas là aujourd'hui. Il y a tant de choses qui tournent dans ma tête. Je savais que quelque chose n'allait pas en moi mais jamais je n'aurais cru en arriver là, faire une chose aussi horrible. Personne n'a jamais essayé de me comprendre, de voir ce qui se passait en moi.

» Depuis que j'étais avec mon amie, Mlle Yvanovitch, j'avais une vie heureuse car elle et mes enfants sont tout pour moi, toute mon affection est à eux. Pourquoi avais-je besoin de courir à gauche ou à droite, c'était plus fort que moi et j'en souffrais énormément, croyez-moi docteur. J'aurais tant voulu rester près d'elle, près des enfants, avoir une vie normale mais je ne sais ce qui me prenait par moments, après je le regrettais mais à chaque fois je recommençais. Pourquoi, et maintenant, vous ne pouvez savoir tout le tourment qu'il y a en moi, d'abord cette chose horrible dont je me suis rendu coupable et voir ma femme se débattre seule sans argent avec quatre enfants sur les bras et tout le monde lui tourner le dos car elle veut lutter près de moi, tout cela m'est difficile à vous expliquer par lettre, je voudrais docteur que vous m'aidiez à me confier à vous.

» Je voudrais tant que l'on essaie de me comprendre, que l'on me fasse quelque chose, je suivrai tout ce que l'on me demandera pour trouver une vie normale, pour connaître un jour une vie heureuse que je n'ai pour ainsi dire jamais connue.

» Dans l'attente de votre visite, croyez docteur à l'assurance de tout mon respect. »

Cette lettre traduit la sincérité : écrite spontanément au fil de la plume, elle aligne des petites phrases sans guère de ponctuation, les mots s'y précipitent et s'y répètent. Elle révèle aussi une émotivité certaine. Pourquoi Trébert a-t-il agi ainsi ? Il expose lui-même assez bien ses pulsions irrésistibles, les trouve illogiques (le bonheur n'est-il pas là, tout proche, avec les enfants ?), les regrette mais ne peut s'empêcher d'y céder.

Au cours de l'instruction, le juge eut l'occasion d'entendre le témoignage d'une jeune fille de Montmartre qui avait fréquenté Guy Trébert pendant quelques mois. Il lui était apparu comme un garçon affable, doux, mais inquiet et déprimé. Il était parfois sujet à des accès de fureur non motivés au cours desquels il se livrait à des violences, l'attachant sur le lit, la frappant. Un jour, il avait même tenté de l'étrangler. Puis, brusquement, la crise cessait, il tombait à genoux, pleurait et implorait le pardon... « Il n'était pas foncièrement méchant mais déséquilibré », estima la fille qui avait fini par rompre et changer de quartier pour ne plus être importunée.

Ce n'est pas là l'attitude d'un pervers au sens psychiatrique du mot, d'un individu froid, anémotif comme Rapin ou Buffet. J'allais suivre Trébert de près dans les mois qui suivirent son arrestation. Sa vie familiale ? Il rencontra Marie-Christine à un bal en 1957. Beaucoup plus âgée que lui, ancienne déportée de Dachau, elle avait été abandonnée par son mari qui la laissa seule avec ses quatre enfants. Trébert vint s'installer chez elle, lui fit quitter son emploi de femme de ménage et s'occupa de tout ce petit monde auquel allaient s'ajouter Sylviane, puis le futur bébé.

Le jeune homme aimait beaucoup les enfants. Tout le monde fut unanime à le reconnaître et à parler de la véritable adoration qu'il vouait à sa fille. Je me posais de nombreuses questions. Comment ce garçon doux et attentif pouvait-il se déchaîner brusquement, devenir une brute sadique qui frappait aveuglément ? Sur le cadavre d'Arlette Donier, j'avais relevé une trentaine de coups de couteau portés en tout sens. Pourquoi la strangulation, pourquoi la morsure ? Trébert ne put jamais me l'expliquer. Au procès, le Dr Cénac, éminent psychiatre, déclara : « Trébert a joué avec ses fantasmes. La société ne nous demande pas des comptes de nos rêves mais il nous est défendu de passer aux actes. »

Je ne peux m'empêcher de penser que le cas de Trébert était différent. Il savait que quelque chose n'allait pas en lui. Il implorait le médecin de l'aider à retrouver une vie normale. Tous les éléments du diagnostic sont dans cette lettre qu'il m'a envoyée : perversion émotive déclenchée par un contexte sexuel, chez un individu gardant par ailleurs toute sa bonté et son sens éthique. Intelligent et lucide en dehors de ses impulsions sadiques, Trébert n'hésitait pas à se juger et son tourment était profond.

M. Allo, juge d'instruction, était un homme profondément humain. Il cherchait lui aussi à comprendre les motivations de ce crime. Ce fut un psychiatre, le Dr Roumajon, qui fit la lumière sur la genèse de ces violentes impulsions. Alors que Trébert lui racontait sa jeunesse, un épisode de son service militaire resurgit soudain. Considéré comme une forte tête après sa désertion, il avait été affecté à des bataillons spéciaux en Afrique du Nord. Pendant cette dure expérience, il apprit qu'une femme à laquelle il était très attaché le trompait. Il fut dès lors obsédé par l'idée de la retrouver et de se venger dès qu'il serait libéré. Ce qu'il fit en la battant comme plâtre. Humiliée, meurtrie, sa maîtresse se montra ensuite si passionnée que le jeune homme éprouva un plaisir redoublé aux échanges amoureux. La violence du retentissement émotif de cette scène, ce que les psychiatres appellent « effraction émotive », avait associé chez lui l'idée de la volupté à la souffrance de sa partenaire. Pour retrouver cette sensation, il allait régulièrement la battre avant les rapports sexuels... Sa constitution émotive favorisa cette perversion qu'il devait perfectionner au fil du temps en enrichissant le scénario.

Trébert fut jugé en novembre à Versailles. A huis clos, étant donné le caractère odieux du crime et la nécessité d'évoquer des détails particulièrement pénibles. Deux assassinats manqués, un réussi... la peine de mort planait sur le prétoire. Les premiers experts-psychiatres avaient conclu à l'entière responsabilité du meurtrier de la dame en rouge, conclusions contre lesquelles s'élevèrent les avocats de la défense, Me Floriot, Tiercin et Dayras qui demandèrent une contre-expertise. Le deuxième rapport s'avéra un peu plus favorable à Trébert : responsabilité légèrement atténuée en raison de certaines anomalies psychiques et de déviations sexuelles multiples...

Contrairement à toute attente, l'avocat général Toubas — dont je connaissais déjà, pour ma part, la modération — ne demanda pas la peine capitale. Il souligna le doute qui subsistait sur l'état mental de l'accusé mais insista sur le danger que celui-ci faisait courir à la société. Il demanda la réclusion criminelle à perpétuité, en conseillant un internement en maison spécialisée. Je me souviens encore de ses paroles : « Trébert ne devra jamais quitter l'asile psychiatrique. » Les jurés suivirent les conseils de Toubas et demandèrent la réclusion à vie. Mais ce premier procès fut cassé pour vice de forme.

En novembre 1962, Guy Trébert se présenta à nouveau aux assises pour être jugé, toujours à huis clos, cette fois par la cour et les jurés de Melun. Ce fut au cours de ce second procès que l'on put entendre, parmi les avis des huit experts-psychiatres qui défilaient à la barre, celui du Dr Roumajon : « Dans ce genre de perversion, l'accoutumance apporte l'insatisfaction. Il faut toujours plus pour exciter les nerfs blasés par la répétition et l'obtention du plaisir ne se fait qu'au risque d'une escalade périlleuse pour le corps et pour l'esprit... Trébert a donc été prisonnier de son désir. »

Mais pouvait-on pour autant conclure que, selon les termes de l'article 64, « il était contraint par une force à laquelle il n'avait pu résister » ? « L'envie de jouir, poursuivit Roumajon, ne peut être rapprochée de cet état de démence, même passager qui brise et anéantit la volonté et la force de résistance. S'il était incapable de s'arrêter lorsque sa violence se déchaînait, c'est parce qu'il avait cultivé pendant des années ces moyens d'excitation durant lesquels il ne perdait pas entièrement la maîtrise de soi. » L'article 64 était inapplicable, d'après cette analyse.

Le Dr Yves Roumajon était un expert très apprécié des cours d'assises. Ses comptes rendus, toujours objectifs, se fondaient sur une parfaite connaissance du dossier et de nombreuses et longues visites à l'inculpé. Il occupait de ce fait l'unique cabinet médical, ce qui obligeait les autres experts à se contenter, au mieux, d'une cellule spéciale de l'infirmerie ; au pire, de la « cage » réservée aux avocats pour s'entretenir avec les autres détenus.

Lors du second procès, l'avocat général de Melun, Me Pommier, réclama la peine de mort : « Sans haine et sans passion mais avec la plus grande insistance, je crois cette peine nécessaire par intérêt social et pour l'ordre public. » L'avocat de Trébert, Me Jean Hug, s'appuya sur les expertises des psychiatres, et en particulier sur celle d'Yves Roumajon, pour démontrer que son client souffrait d'un déséquilibre psychique constitutionnel. Il ajouta, un peu cruellement, que ces dérèglements avaient été tacitement encouragés par ses partenaires, des femmes « en quête d'aventure ». Le second jugement fut identique au premier : réclusion criminelle à vie pour Guy Trébert.

J'eus l'occasion de revoir le meurtrier de la Croix-de-Noailles. Peu de temps après le second jugement, il tenta de se suicider puis entama une grève de la faim. Je le trouvais très déprimé, amaigri. Sa compagne, Marie-Christine, qui lui a témoigné une sollicitude indéfectible, lui parlait de ses enfants, l'aidait à accepter son sort.

Dix ans plus tard, conformément aux vœux de l'avocat général Toubas, Guy Trébert est placé dans un établissement psychiatrique de l'administration pénitentiaire, à Château-Thierry. Il s'adapte rapidement à cette nouvelle vie où il bénéficie d'un régime de semi-liberté : il travaille le jour dans un garage et couche le soir en prison. J'ai régulièrement de ses nouvelles par un confrère psychiatre qui exerce dans l'établissement. Sa compagne a loué en ville un petit appartement où ils se rejoignent souvent et où il peut voir ses enfants.

En 1974, il obtient une liberté conditionnelle en raison de sa bonne conduite et essaie alors de reprendre contact avec ses parents. Sans succès ; sa famille le rejette totalement et il plonge dans le désespoir. Interdit de séjour en région parisienne, il s'installe quelque temps à Soissons mais, ne pouvant se passer de Marie-Christine, il part la rejoindre à Paris en toute clandestinité ! Les deux malheureux vivent dans l'angoisse d'une nouvelle arrestation, climat particulièrement nocif pour cet homme fragile. La tension va aboutir au drame : en juin 1975, lui qui avait toujours laissé Marie-Christine en dehors de ses perversions sexuelles va commettre contre elle un acte d'une violence inouïe qui rappelle l'assassin de la dame en rouge : tabassage, tentative d'étranglement. Mais il reprend conscience *in extremis* et transporte immédiatement sa maîtresse à l'hôpital, ce qui permet de la sauver... Arrêté une nouvelle fois, Trébert est condamné à quatre ans de prison.

Marie-Christine ne l'abandonne toujours pas. Elle va le voir régulièrement à Amiens où il a été transféré. Devant son profond abattement (il craint de ne plus jamais être libéré), elle lui propose de l'épouser. Le mariage est célébré quelques mois plus tard... et Marie-Christine prend l'habitude de venir chaque mercredi visiter Guy et lui donner des nouvelles de toute la famille.

Un jour, victime d'un accident grave, la petite Polonaise ne se présente pas. Trébert, qui ignore tout de l'accident, imagine le pire. Peut-être l'a-t-elle abandonné, peut-être est-elle morte comme sa mère dont il a appris récemment le décès et qui ne lui a jamais pardonné son crime ? Guy Trébert le malingre, le malade, le malheureux ne supporte pas cette incertitude. Et le jeune homme blond qui allait voir *Crime et Châtiment* au cinéma en compagnie de sa future victime, se pend avec son drap dans la solitude de sa cellule.

Je pense souvent à lui avec tristesse. Malgré l'horreur de son crime, cet homme restait attachant par certains côtés. Il pouvait faire preuve de bonté, de profonds remords et d'attention aux autres. Le « diagnostic » de l'avocat général de Versailles était exact : l'assassin de la dame en rouge n'était pas un criminel endurci mais un dangereux déséquilibré mental. Il le savait fort bien, lui qui avait supplié les psychiatres de le guérir. Malheureusement, il n'y avait pas — il n'y a toujours pas — de thérapeutique des grandes perversions sexuelles. Le seul moyen qu'avait la société de se défendre était d'interner Trébert à vie, de le mettre dans l'impossibilité de récidiver. Toutefois, il aurait fallu considérer son cas avec plus d'humanité, le laisser mener une existence où il aurait pu jouir de l'affection des siens, sans pour autant lui rendre une liberté totale, mesure inconsciente, comme la suite l'a prouvé.

Mon passage à la maison psychiatrique d'Ivry a vraiment été trop court pour que je me permette de porter à mon tour un diagnostic. Le Dr Delmas, directeur de l'établissement d'Ivry, définissait comme « pervers émotifs » les individus constitutionnellement très émotifs qui avaient acquis leurs perversions à l'occasion de circonstances fortuites ayant déclenché un choc psychologique violent. Il se crée par la suite un lien puissant, indissoluble et définitif entre les événements à l'origine du choc et l'émotion ressentie.

J'ai pu observer à Ivry un magnifique exemple de perversion émotive. Il s'agissait d'un haut magistrat d'une soixantaine d'années, très aimé et très respecté de son entourage familial et professionnel, qui fut arrêté un soir par la police des mœurs pour exhibitionnisme en compagnie d'un jeune homme dans un urinoir situé... en face du palais de justice. Plus tard, cet homme malade de honte s'était confié au psychiatre. Une fin d'après-midi où il était entré, sans arrière-pensées, dans la vespasienne, son voisin s'était livré à des attouchements discrets : « Ce fut comme un éblouissement de satisfaction et de ravissement. » Il rentra bouleversé chez lui, n'osa plus sortir puis se claquemura dans son bureau du Palais qu'il ne quittait que pour rejoindre son domicile par les chemins les plus courts, obsédé par la petite scène nocturne, d'abord épouvanté puis irrésistiblement conquis. N'y tenant plus, quinze jours plus tard, il sortit à la recherche d'un urinoir propice. Le même cycle recommença : honte, remords puis nouvelle tentative après quinze jours d'expectative... Et ainsi, de quinzaine en quinzaine, il fréquenta les urinoirs, jusqu'à la descente de police... Après un non-lieu et un internement de plusieurs mois à Ivry, il obtint de sortir à la condition expresse de vivre désormais à la campagne. Il mourut deux ans plus tard...

X

L'AFFAIRE LUCET : UNE BALLE DE TROP

Un dimanche de printemps, deux médecins légistes, un casque sur les oreilles, une arme à la main, pénètrent secrètement dans le blockhaus d'une propriété privée en Loire-Atlantique. Je n'ai pas l'habitude d'organiser des réunions de travail dans ma maison de vacances mais, ce jour-là, le Pr Chodkiewicz et moi allons vérifier des invraisemblances qui me préoccupent depuis des semaines et que contiennent les rapports officiels concernant la mort de René Lucet.

Le décès brutal du directeur de la Caisse primaire d'assurance-maladie des Bouches-du-Rhône, survenu le 4 mars 1982 à Marseille, suscita, par l'intermédiaire des journaux, un affrontement d'une rare violence entre les partis de droite et ceux de gauche, les premiers accusant les seconds d'avoir poussé René Lucet au suicide. Nommé directeur de la Caisse en novembre 1979, ce polytechnicien athlétique, fonceur, aux qualités de gestionnaire incontestées, avait en deux ans remis de l'ordre dans l'une des caisses réputées les plus difficiles de France. Mais sa forte personnalité, son autoritarisme, la guerre ouverte qu'il menait contre les syndicats de gauche et les mutuelles, lui attiraient de solides inimitiés politiques et exacerbaient les revendications de la C.F.D.T. et de la C.G.T.

En octobre 1981, des inspecteurs de l'I.G.A.S. (Inspection générale de l'Action sociale) venus opérer un contrôle dans le fief de Lucet relèvent certaines irrégularités de gestion. Pour le directeur, ce ne sont que des broutilles par rapport au travail accompli. A la fin de l'année, il semble que diverses négociations aient lieu entre le ministère et la Caisse en vue d'un accord à l'amiable. Mais, faute de trouver un terrain d'entente, une procédure est engagée qui aboutit, fin février, à la suspension puis, le 2 mars, au « retrait d'agrément » du directeur de la Caisse de Marseille.

René Lucet n'est pas homme à courber la tête et à se taire. Il livre le lendemain un baroud d'honneur sous forme de conférence de presse où il demande à ses amis de reprendre le travail normalement, salue ironiquement la victoire de ses adversaires mais promet de revenir. Il a déjà prévu de se rendre à Paris le 5 mars pour négocier sa mutation avec le ministre, en compagnie d'André Bergeron, secrétaire général de Force Ouvrière.

Le 4 mars, en fin d'après-midi, il quitte les locaux de son administration pour regagner son domicile privé, une grande bâtisse moderne plantée sur le roc au 17, rue des Ormeaux, que tout le monde, dans ce quartier de Saint-Barnabé, appelle « le château ». Dans quel état d'esprit cet homme orgueilleux, qui vient de subir un échec cuisant, franchit-il la grille, vers 20 h 30, au volant de sa 604 turbo ? Son épouse, Françoise, confiera aux policiers qu'il a passé une nuit très agitée, allant de sa chambre à son bureau, compulsant des dossiers en prévision de son entretien avec le ministre, se couchant, se relevant... Le matin, vers 6 heures, raconte-t-elle, il lui demande un verre d'eau. Elle descend l'escalier, traverse la salle à manger et gagne la cuisine où elle prend une bouteille d'eau minérale quand elle entend une détonation, monte quatre à quatre les marches et retrouve son mari, affaissé sur le lit, un trou dans la tempe et une arme dans la main. René Lucet, trente-neuf ans, est mort.

Le lendemain, les journaux de droite se déchaînent : « La chasse aux sorcières qui a tué », titre *Le Quotidien de Paris ;* « Comment on a forcé Lucet à se suicider », révèle *Minute* qui accuse directement Nicole Questiaux d'être responsable de la mort de son administré ; « Le combat d'un homme seul », résume *Le Figaro.* Les journaux de gauche relatent l'affaire plus modestement, adoptent un profil bas. Le suicide de cette personnalité qui précède de peu les élections cantonales va servir de prétexte aux combats politiques les plus âpres.

Personne ne met en doute la thèse du suicide ; de toute évidence René Lucet s'est donné la mort avec son P 38, son vieux pistolet d'ordonnance. Pendant une semaine, on va se battre d'un bord à l'autre de la classe politique en se renvoyant la responsabilité de la mort du bouillant patron de la Caisse phocéenne. Son enterrement à Fontainebleau, où Françoise Lucet suit le cercueil le manteau de son mari sur les épaules, est abondamment commenté à la radio et à la télévision.

Le 15 mars, la polémique rebondit là où on ne l'attendait pas. Un petit article paru dans *Le Matin de Paris* avance que « de nombreuses zones d'ombre demeurent sur les conditions du suicide ». La correspondante locale du journal révèle que René Lucet a été tué de deux balles dans la tête, que l'attitude de l'entourage après le drame « paraît curieuse » : Françoise Lucet aurait appelé les gardes du corps de son mari avant de prévenir, deux heures plus tard, la police ; enfin René Lucet se serait absenté une bonne partie de la nuit sans que l'on sache à quel rendez-vous il allait. Les médias reprennent immédiatement cette information. Interrogées, les dernières personnes à avoir vu le directeur de la Caisse disent que « le patron n'avait vraiment pas l'air abattu ». Un ami qui a parlé avec lui au téléphone le soir de sa disparition déclare même qu'il plaisantait au bout du fil. A l'écoute des nouvelles, je souris un peu de l'émoi des journalistes. Tous les médecins légistes savent qu'il est possible qu'un homme se tire deux balles dans la tête pour mourir, d'autant qu'un pistolet automatique provoque parfois un tir en rafale. Et le fait qu'il ne semblait pas abattu quelques heures avant de se suicider évoque tout à fait le « raptus anxieux » qui trompe si bien l'entourage. Le raptus correspond à une impulsion subite et violente qui pousse à commettre un geste immédiat et imprévu, conscient mais incontrôlable, irrésistible, quasi involontaire, incompréhensible pour les proches. Cette apparente incohérence par rapport à la personnalité du sujet explique la raison pour laquelle celui qui a tué sous l'emprise d'un raptus ressent le plus grand désespoir quelques jours plus tard. « Je ne sais pas ce qui m'a pris », sont des mots que prononcent souvent les criminels. Crime ou suicide sous « raptus anxieux » restent des actes très mal compris. L'impulsion initiale peut s'expliquer par l'exaspération de sentiments divers, souvent passionnels (haine, colère, jalousie), mais aussi par le désespoir ou l'angoisse engendrés par une situation sans issue. René Lucet a pu ressentir une détresse aiguë devant le caractère irrévocable de la décision ministérielle et opter brutalement pour la seule solution qui lui semblait alors possible.

Mais les révélations qui continuent à déferler sur les ondes et dans la presse donnent subitement à l'affaire un tout autre éclairage. Les trois rapports remis quelques jours auparavant au procureur de la République Vilatte font ressortir des contradictions et des lacunes graves dans l'enquête... En s'aidant de documents officiels, des déclarations de Mme Lucet et des principaux témoins, les journalistes reconstituent à présent la matinée du 4 mars de la façon suivante :

Au moment du drame, vers 6 heures, Françoise Lucet aurait en fait entendu deux bruits étranges, d'abord celui « d'une porte qui claque fortement », puis après 5 ou 6 secondes, un second bruit « comme une détonation », qui la précipite dans l'escalier. Elle retrouve son mari, couché sur le côté gauche en chien de fusil, le bras droit étendu paume retournée... un revolver dans la main. A 6 h 10, Paul Muraccioli, l'un des quatre chauffeurs de René Lucet, reçoit un coup de téléphone : « Venez vite. Mon mari a fait une grosse bêtise... » A 6 h 11, le planton de service de l'Évêché, l'hôtel de police de Marseille, est lui aussi alerté : « Venez vite, mon mari s'est suicidé. » 6 h 28, l'appel est répercuté aux pompiers. Moins de deux minutes plus tard, un fourgon quitte la caserne Saint-Pierre. Le médecin de garde des pompiers, le Dr Fellmann, prévenu par radio-téléphone, se dirige immédiatement vers le quartier Saint-Barnabé. A 6 h 30, Paul Muraccioli arrive au château. Mme Lucet l'attend sur le perron. Elle paraît bouleversée et dit : « Je ne sais pas, je n'en ai jamais vu. » Les enfants dorment toujours, au deuxième étage de la maison. Le chauffeur déclare être resté sur le perron à consoler Françoise Lucet. 6 h 37 : les pompiers arrivent et tout le monde gagne la chambre à coucher. 6 h 40 : une brigade de nuit de la police arrive à son tour sur les lieux. Le corps est recroquevillé sur le lit, couché sur le flanc, la tête ensanglantée. Des éclaboussures de sang salissent les murs « jusqu'au plafond ». Le Dr Fellmann procède à l'examen et signe le certificat de décès après y avoir porté la mention « mort suspecte », adéquate en cas de suicide et qui impose l'enquête judiciaire. 6 h 50 : l'inspecteur divisionnaire Plazza procède aux premières constatations.

Vers 8 heures, alors que la radio annonce la mort de René Lucet, une jeune femme, officier de police judiciaire, se rend à son tour sur les lieux. A partir de cet instant, impossible de déterminer avec précision le rôle de chacun. On va, on vient dans l'escalier, les uns rentrent, les autres sortent, dans une confusion totale. Les toutes premières constatations ne sont suivies d'aucun procès-verbal. Deuxième erreur : l'arme de Lucet (ce n'est pas un pistolet P38 mais un revolver à barillet de marque Taurus, calibre 38 spécial, différence énorme comme on va le voir plus tard) est empochée par l'un des policiers qui la rapporte à l'Évêché ! Troisième erreur : on ne fait pas venir de médecin légiste sur place pour examiner la victime. Quatrième erreur : on néglige un examen majeur, le test à la paraffine, qui permet de rechercher sur les doigts et les ongles du mort les traces de poudre dues à la déflagration : lorsque l'on tire un coup de feu avec une arme de poing, des résidus de poudre échappés du percuteur peuvent se déposer sur la main du tireur. Pour les mettre en évidence, il faut badigeonner la main de paraffine liquide qui, une fois solidifiée, se retire comme un gant ; les éventuels dépôts de poudre restent collés dessus et il suffit ensuite de les identifier par le test de Gonzales qui prouve qu'il s'agit bien des dérivés nitrés composant la poudre. Ce test qui aurait apporté un argument solide en faveur du suicide n'est pas pratiqué, les enquêteurs étant sans doute déjà convaincus du geste désespéré commis par un homme fort bousculé ces dernières semaines.

Enfin, dernière et monumentale incohérence : alors que les inspecteurs effectuent des aller et retour entre leur bureau et la villa de Saint-Barnabé, le policier de faction devant la porte de la chambre permet aux proches de la victime d'effectuer un nettoyage complet de la pièce. Le matelas est roulé dans une couverture et posé sur la terrasse, les peintures nettoyées à l'eau javellisée, le papier souillé arraché. Quand l'officier de police judiciaire revient, vers 11 h 30, elle interrompt immédiatement ce remue-ménage, mais il est trop tard pour reconstituer avec précision les derniers moments de René Lucet. Elle entreprend alors de rechercher des impacts de balle dans la pièce et dans la literie. Le barillet du Taurus contenait en effet deux douilles vides, preuve que deux coups ont été tirés. Peut-être René Lucet a-t-il essayé l'arme avant de se suicider ? L'inspecteur ne retrouve qu'un projectile, dans l'oreiller ; aucune autre trace de balle dans la pièce.

Le 6 mars, les Drs Mariotti et Mazeaud procèdent à l'autopsie de René Lucet. Ils décrivent dans l'oreille droite une blessure qui correspond à l'orifice d'entrée d'une balle et un « orifice de sortie » situé un peu au-dessus et en arrière de l'oreille gauche qui correspond au projectile retrouvé dans l'oreiller. Seule l'insistance des policiers les pousse à y regarder d'un peu plus près et à découvrir, en avant de l'oreille gauche, une balle de plomb coincée entre l'os et le cuir chevelu, qui a déterminé un deuxième orifice de sortie sur la boîte crânienne. Les données du problème se présentent donc de la façon suivante : deux balles ; un seul orifice d'entrée dans le conduit auditif droit ; deux orifices de sortie, l'un en avant, l'autre en arrière de l'oreille gauche.

La victime a-t-elle pu tirer elle-même les deux coups de feu ? Les deux experts expliquent que les dégâts observés dans le cerveau sont considérables, que les deux balles étaient mortelles et que le sujet n'a pu effectuer deux tirs successifs. Remarque d'autant plus judicieuse que l'arme de Lucet n'est en effet pas un pistolet automatique, comme le laissaient croire les premiers articles de presse, mais un revolver à barillet. Si le P38 permet de tirer successivement toutes les balles du chargeur par simple pression sur la détente, le revolver Taurus à barillet est plus difficilement maniable. Pour le réarmer, il faut soit basculer le chien vers l'arrière, ce qui suppose un geste conscient, soit presser à nouveau sur la gâchette en exerçant alors une pression égale à environ 5 kilos ! On imagine mal un homme déjà blessé mortellement effectuer l'un ou l'autre de ces gestes.

Mais Mariotti et Mazeaud envisagent une autre possibilité qui pourrait expliquer le suicide : la première balle aurait fait « long feu », c'est-à-dire qu'elle serait restée coincée dans le canon du revolver : « La victime a fait une première tentative, la gueule du canon de l'arme étant dans le conduit auditif ; la charge a fait long feu. donnant cependant une décharge de gaz qui a brûlé la conque de l'oreille et a lésé le conduit auditif et le tympan. Sous l'effet de cette explosion, la victime a été projetée sur son côté gauche mais sans blessure grave. Elle a été en mesure de faire un second tir avec l'arme dans la même position. Le second projectile a alors projeté devant lui une colonne gazeuse qui a propulsé le premier projectile hors du canon et a traversé le crâne, suivi par le second pénétrant par la même porte d'entrée. »

Cette hypothèse séduisante est de surcroît confortée par les déclarations de Mme Lucet faisant état d'un premier bruit beaucoup moins violent que le second. Malheureusement, le rapport des experts en balistique la contredit sérieusement : quand un projectile fait long feu, il est aplati par la pression qui « gonfle » le canon de l'arme. Or, le Taurus spécial et les deux balles ne présentent aucune déformation. Les spécialistes du laboratoire de police scientifique de Marseille sont formels : « Il est certain que la première balle a été expulsée normalement et n'a pas été poussée par la seconde. »

Quand il reçoit les deux rapports sur son bureau, le procureur de Marseille, Albert Vilatte, ne peut que constater leurs contradictions. Le 12 mars, la Sûreté urbaine de Marseille lui remet un troisième rapport, la synthèse des enquêtes policière, médico-légale et balistique. Les journaux, qui disposent de ces informations pratiquement en même temps, vont longtemps gloser sur le dernier document, en particulier sur le dernier paragraphe, l'alinéa 7. Les six premiers points rappellent très clairement les faits :

« En l'absence de conclusions techniques et scientifiques des experts, nos investigations se sont poursuivies dans l'hypothèse d'un suicide de M. Lucet. Or, dès réception du rapport balistique et du rapport d'autopsie, nous pouvons constater :

» 1° que les traces de sang constatées au plafond surplombant le lit, en forme de gouttes, ne peuvent provenir de la pénétration d'un projectile intra-crânien. Leur présence ne peut s'expliquer que s'il y a eu hémorragie préalable à la pénétration d'un projectile, d'où la conclusion de deux blessures successives ;

» 2° que la position du corps est incompatible avec les trajectoires des deux projectiles. Une explication est donnée par une projection du corps lors du premier choc et d'une déviation de trajectoire par la masse osseuse du rocher ;

» 3° que les lésions cérébrales produites par ces projectiles ont entraîné la mort immédiate ;

» 4° que l'importance des lésions permet de dire que la victime n'a pu tirer elle-même deux projectiles à trajectoires intra-crâniennes successives ;

» 5° que les experts qui ont procédé à l'autopsie développent une hypothèse selon laquelle le premier projectile, ayant fait long feu, est resté bloqué dans le canon de l'arme mais des gaz brûlants ont provoqué une hémorragie et le choc a projeté le corps. Un deuxième projectile a pu être tiré, poussant le premier et pénétrant simultanément en projetant le sang accumulé ;

» 6° que cette hypothèse est démentie de façon catégorique par le rapport balistique qui déclare : “ Cependant, il est certain que la première balle a été expulsée normalement du canon et n'a pas été poussée par la seconde. ” »

Selon le récit qu'en fait la quasi-totalité de la presse, le septième paragraphe, lui, va subir une profonde modification. Le projet de rapport aurait indiqué : « 7° *que cette affirmation du rapport balistique faisait échec à la théorie développée par les médecins légistes. En consé-*

quence, aucune explication ne peut être donnée aux giclements au plafond, à la position du corps, et enfin à la possibilité matérielle de tirer deux fois, les deux balles étant mortelles et successives. »

Ce dernier point, qui lève de sérieux doutes sur le suicide, aurait été abandonné au profit de cette version définitive du rapport où l'on peut lire : « 7° *l'hypothèse développée par les médecins légistes apporte une explication à toutes les interrogations et rend le suicide parfaitement plausible. Or, seul le rapport balistique contredit cette analyse.* » Une analyse qui incline plutôt en faveur de l'hypothèse du suicide.

Tam-tam dans la presse, *Le Quotidien, Le Canard enchaîné, Le Monde, Le Matin, Le Figaro* publient les deux versions de l'alinéa 7. La situation est plus confuse que jamais. C'est dans cette ambiance survoltée que M. Vilatte désigne un collège d'experts parisiens composé de Ceccaldi, Dumont, Hadengue, Muller et moi-même, auxquels est adjoint M. Salle, expert-armurier, pour rechercher les causes de la mort de René Lucet.

Le corps est donc exhumé de Fontainebleau et transporté à l'Institut médico-légal. Le 19 mars, Dumont et moi pratiquons l'autopsie tandis que les experts en balistique, Ceccaldi et Salle, travaillent de leur côté. Je dis bien nous *pratiquons* l'autopsie, car celle qu'ont réalisée les médecins marseillais a été rapide. Au préalable, nous avons fait procéder à l'examen radiographique du crâne, qui a montré l'existence de fragments métalliques au niveau de l'étage moyen et de la base du crâne et la présence d'un fragment plus volumineux sous le rocher (massif osseux de la base du crâne, situé derrière l'oreille). Au niveau du conduit auditif droit, nous trouvons une plaie profonde et irrégulière d'environ

3 centimètres de diamètre. La dessication des tissus alentours, due à l'inhumation, ne permet pas de repérer de traces de poudre et les manipulations de la précédente dissection laissent peu de chances d'en trouver. Toutefois, les marques brunâtres qui entourent l'oreille droite sont assez révélatrices d'un tir à bout portant.

Si nous ne constatons donc qu'un orifice d'entrée de balle, nous retrouvons deux orifices de sortie : l'un au-dessus et en arrière de l'oreille gauche (celui du projectile trouvé dans l'oreiller), l'autre au-dessus et en avant de cette même oreille (celui du projectile resté coincé sous le cuir chevelu et qui avait échappé aux premières investigations). Nous notons des ecchymoses autour des deux orbites, signe classique de fracture de la partie antérieure du crâne. Par ailleurs, toute la boîte crânienne présente des lésions considérables : éclatement des divers os qui la constituent, fractures multiples, pulvérisation du rocher droit.

Le cerveau est très altéré par la putréfaction et les précédents examens et il est impossible d'y suivre le trajet des deux balles. En revanche, nous pouvons déterminer les régions traversées puisque la trajectoire d'une balle se déduit des orifices d'entrée et de sortie. Conformément aux assertions des deux confrères marseillais, les deux projectiles ont traversé des zones vitales. Enfin l'examen toxicologique effectué par Lebreton ne décèle aucun produit toxique, aucune substance hypnotique.

Au vu de la petite dimension de l'orifice d'entrée, j'ai considéré qu'il avait été matériellement impossible à cet homme de maintenir le canon de l'arme contre son oreille après le premier tir. Car lorsqu'on tire un coup de feu avec un revolver 38 spécial, le recul important fait littéralement sauter l'arme en l'air. Pour pouvoir tirer un deuxième coup de feu dans le même trou, il faut nécessairement réajuster le revolver... Bien entendu, j'ai observé, comme mes confrères, quelques sujets qui s'étaient tiré deux balles dans le crâne ; mais d'une part il fallait que le premier projectile ait occasionné peu de dégâts ; d'autre part, le sujet ne tirant jamais deux fois au même endroit, il y avait toujours deux orifices d'entrée.

Dans le cas de René Lucet, les deux balles, quel que soit l'ordre dans lequel elles ont été éjectées du canon, ont provoqué, on l'a vu, des lésions telles qu'il est impensable que cet homme ait conservé un état de conscience suffisant pour continuer à tenir une arme lourde (950 grammes), la réajuster dans l'oreille, exercer une pression d'environ 5 kilos afin de tirer le deuxième coup. Il faut aussi tenir compte de l'extrémité volumineuse du canon Taurus (2,5 centimètres de hauteur), ce qui rend malaisée son introduction dans le conduit auditif externe, d'autant que la position est fort malcommode, le coude devant être porté très en arrière... Je n'ai vu qu'un seul cas où deux coups de feu avaient été tirés dans l'oreille, mais il s'agissait d'un crime et le meurtrier avait eu tout le temps de réajuster son tir...

De leur côté, les experts en balistique ont effectué 33 tirs au laboratoire de l'Identité judiciaire en utilisant une arme en tout point semblable à celle de Lucet et les cartouches trouvées à son domicile, rue des Ormeaux. Aucun projectile n'a fait long feu. Les expérimentateurs ont donc coincé volontairement une balle à l'extrémité du canon puis ont introduit une seconde balle dans le barillet avant de tirer. Les deux balles ont été éjectées normalement mais l'extrémité du canon avait subi un gonflement que ne présentait pas l'arme de Lucet. Les spécialistes ont donc conclu, comme leurs collègues marseillais, qu'il convenait d'écarter l'hypothèse du long feu et d'affirmer qu'il y avait bien eu deux coups de feu distincts.

La réunion du collège d'experts permit d'une part d'établir l'existence de deux tirs successifs (admise à l'unanimité). D'autre part, le collège a estimé qu'il était impossible d'exclure que René Lucet ait lui-même actionné la détente à deux reprises, la présence de sang dans l'estomac prouvant, selon certains, que la victime avait pu encore déglutir après le premier coup de feu, donc que ses fonctions vitales étaient suffisamment préservées pour qu'elle réitère le tir. On en arriva ainsi aux conclusions suivantes :

« 1° Appuyé sur des essais expérimentaux et comparatifs, l'examen de l'arme, des deux balles retrouvées ainsi que des douilles percutées dans le barillet permet d'exclure l'éventualité d'un “ long feu ”. Cela implique la nécessité du tir successif de deux projectiles pénétrant dans le crâne par un même orifice.

» 2° la mort du nommé Lucet René est la conséquence des blessures crânio-cérébrales provoquées par ces deux projectiles d'arme à feu.

» 3° ces deux projectiles ont pénétré par un large orifice commun de la région auriculaire droite et ont eu un trajet théorique :
— pour l'un, de droite à gauche, légèrement de bas en haut et d'arrière en avant.
— pour l'autre, de droite à gauche et légèrement de bas en haut et d'avant en arrière.

» Le terme de trajet théorique signifie qu'il s'agit de la droite reliant les orifices d'entrée et de sortie de la boîte crânienne, mais le trajet d'un projectile a pu être infléchi par le massif osseux du rocher droit.

» 4° la poursuite des fonctions vitales élémentaires après le premier coup de feu est établie sur un certain nombre de constatations. Mais les experts n'ayant pu effectuer aucune observation directe sur l'encéphale dont il ne restait que quelques débris, il leur est impossible d'établir les structures nerveuses qui ont pu être intéressées par le premier coup de feu et, par conséquent, d'exclure la possibilité d'une réitération du geste de tir.

» 5° au moment de la mort, Lucet René n'était sous l'influence d'aucun toxique et il n'a été mis en évidence aucune lésion de violence associée. »

Je ne pouvais accepter cette analyse, en particulier les termes du 4e paragraphe. En effet, mes collègues se sont appuyés sur la présence de sang dans l'estomac pour attester « la poursuite de fonctions vitales élémentaires ». Ils ont estimé qu'après le premier coup de feu, René Lucet avait suffisamment de force pour déglutir le sang qui envahissait sa bouche, et donc pour appuyer sur une gâchette. Mais la présence de sang dans l'estomac est, selon moi, absolument ininterprétable. Les convulsions agoniques peuvent expliquer le phénomène ; de même, le relâchement systématique des sphincters après la mort explique que le sang contenu dans la bouche, ne trouvant plus d'obstacle au niveau de l'œsophage ou de la trachée, s'écoule dans l'estomac ou dans les poumons bien après le décès — d'autant que, devenu très fluide, il se répand partout.

La veille de l'autopsie de René Lucet, j'avais étudié le cadavre d'un homme qui, armé d'un P38, s'était tiré une balle à bout portant au-dessus de l'oreille droite. Le projectile était sorti au niveau de l'oreille gauche. La destruction cérébrale importante qui s'ensuivit interdisait tout nouvel acte suicidaire et plongea immédiatement l'homme dans l'inconscience. Je n'en avais pas moins retrouvé du sang dans la bouche et dans les bronches !

Mes arguments ne convainquirent pas les autres experts. Le Code de procédure pénale ne me permettant pas de développer des idées différentes dans un texte séparé, j'ai dû signer le rapport commun mais en mentionnant, dans la marge, les plus extrêmes réserves. Quelques jours plus tard, je ne fus pas convié à assister à la reconstitution du drame.

Désireux de conforter mon opinion, j'ai appelé le Pr Chodkiewicz, l'un de nos neuro-chirurgiens les plus brillants, médecin légiste de surcroît. Il fut formel : « Il n'est pas possible, sur le plan neuro-chirurgical, d'admettre que l'on puisse se faire soi-même, successivement, deux plaies crânio-encéphaliques d'une telle importance. »

Nous avons tous deux voulu aller plus loin dans l'expérimentation. Je possède un revolver 38 spécial à canon long, pour lequel j'utilise des munitions identiques à celles de Lucet. Tenant l'arme *à deux mains,* nous avons tiré chacun notre tour, en appuyant fortement le canon sur une planche en bois de 5 centimètres d'épaisseur. A chaque coup de feu, le canon se relevait d'une dizaine de centimètres et il était impossible, à la volée, de le replacer à l'endroit du tir précédent. Le deuxième coup de feu se trouvait au moins 5 centimètres au-dessus du premier.

Cette expérience nous a aussi permis d'autres remarques. Nous tirions en plein air et la puissance de la déflagration était telle que nous dûmes coiffer un casque spécial. Or Mme Lucet avait indiqué aux policiers qu'elle avait pris le premier coup de feu pour une porte qui claquait. Ce qui avait incité nos collègues marseillais à penser au « long feu », qui provoque une déflagration assourdie. Mme Lucet déclara aussi qu'il s'était écoulé cinq à six secondes entre les deux tirs. Nous avons alors décidé de tirer au revolver dans une chambre de grandes dimensions. Dans ma propriété de vacances, au bout du jardin, se trouve un blockhaus divisé en trois compartiments de belle taille. Nous nous y sommes enfermés, les oreilles bien protégées.

Dès le premier coup de feu, la déflagration fut si forte qu'elle nous étourdit complètement pendant plus de cinq minutes. Nous en déduisîmes que, même si la balle ne fait que des dégâts minimes, un homme qui se tire dans l'oreille avec ce type de revolver est suffisamment abasourdi pour ne pouvoir immédiatement soulever cette arme de près d'un kilo, la replacer dans le conduit auditif et avoir encore la force d'exercer une pression de 5 kilos sur la détente... *a fortiori* quand la première balle a opéré des destructions cérébrales aussi importantes que celles relevées chez René Lucet !

Sans vouloir nier l'existence d'éléments psychologiques qui auraient pu conduire cet homme au suicide, il me suffit d'examiner les faits pour rappeler simplement que les experts en balistique ont rejeté la possibilité du long feu et que, sur le plan médico-légal, on ne peut retenir l'hypothèse d'un geste conscient de la victime après le premier coup de feu

XI

TRAGIQUES SURPRISES

Notre métier nous fait parfois vivre d'étranges aventures qui parent soudain d'une note surréaliste les circonstances les plus macabres...

La momie s'était-elle emmurée toute seule ?

Un vieil appartement dans un vieil immeuble du IIIe arrondissement parisien. Un peu sombre peut-être, mais dans le Marais le soleil ne pénètre que rarement dans les rues étroites. M. Dubois est ravi, le quartier lui plaît et l'appartement, en vente depuis de longs mois avant qu'il n'en fasse l'acquisition, ne lui coûte pas trop cher. Un seul inconvénient : les pièces sont trop petites. En abattant une vieille cloison, M. Dubois réunit salon et bureau en une spacieuse salle de séjour et, les deux pièces n'étant pas alignées, il envisage d'installer une vitrine dans un recoin.

M. Dubois sonde la paroi pour en jauger la solidité. Au milieu, ses coups sonnent creux. Il ôte la boiserie et met à jour un mur de brique, matériau inhabituel dans ce quartier. Il entreprend d'ôter les briques... quand il découvre un corps momifié. Tremblant de tous ses membres, il alerte sur-le-champ le voisinage et le commissariat.

Les inspecteurs se présentent quelques instants plus tard avec un maçon qui achève la démolition du mur de brique. On extrait la momie de sa cachette et on l'expédie à l'Institut médico-légal. Le corps est celui d'une femme de taille moyenne, recouvert de lambeaux de tissu de coton qui pourraient bien provenir d'une chemise de nuit. Le cou est serré par un bas de nylon que je retire à grand-peine car il fait plusieurs fois le tour du col de la momie. Avec beaucoup de précautions qu'exige l'état de la dépouille, j'enlève le larynx et le confie au radiologue. Il n'y découvre aucune fracture.

L'autopsie ne révèlera pas grand-chose : la mort est ancienne, les restes parcheminés, le cerveau détruit. Seule une hypothèse s'impose : le meurtrier a étranglé sa victime avant de la dissimuler dans la cloison.

Les policiers apprennent que l'ancien propriétaire de l'appartement y vivait autrefois avec sa femme. Celle-ci a disparu depuis cinq ans sans que personne s'en étonne car elle était volage. Le mari parlait d'un mystérieux amant, la famille s'inquiétait de ne recevoir aucune nouvelle.

L'examen dentaire permet d'identifier la momie : il s'agit bien de l'épouse du propriétaire. Le frère et la sœur de la malheureuse racontent qu'ils ont été frappés par l'abondance des mouches dans l'appartement, avant la mise en vente. Inculpé, le mari demande à Me Floriot de le défendre. L'avocat va plaider que la cause de la mort n'a pas été mise en évidence avec certitude (le larynx n'étant pas fracturé, la strangulation n'est pas évidente) et que l'accusation ne possède aucune preuve de la culpabilité de son client. Employé aux écritures, ce dernier ne saurait avoir construit le mur de brique, œuvre de spécialiste selon le maçon.

Cette fois encore, Me Floriot obtient un non-lieu ! Reste une question toute bête : la victime se serait-elle emmurée toute seule ?

Un squelette disparaît

En traquant le sanglier, ils dénichent un sac de jute dissimulé dans les fourrés de la forêt de Sénart et solidement fermé par une corde. A peine soulevé, le sac craque et laisse échapper son secret : un squelette humain. Les chasseurs décident de tout laisser en place et de prévenir la gendarmerie qui alerte le Parquet de Corbeil, lequel me convie sur place.

Le squelette est enfoui dans un sac neuf, je l'embarque dans le coffre de ma voiture et l'emmène à l'Institut médico-légal où une case réfrigérée lui servira de cercueil provisoire. Le lendemain je fais, seul, un examen superficiel. L'ossature est fine, le crâne porte encore quelques lambeaux de peau et de longs cheveux noirs retenus par un peigne de style espagnol. Je ne suis pas loin de penser que ces restes sont ceux d'une femme jeune (l'expérience !) mais, pris par d'autres tâches, j'abandonne provisoirement la dépouille. Il s'agit sûrement d'un crime. Si farouchement déterminé soit-il, aucun désespéré ne pourrait s'enfermer ainsi dans un sac en attendant la mort. Mais ni le juge, ni les policiers ne manifestent un empressement excessif, ce n'est qu'une semaine plus tard que je décide de procéder à un examen détaillé des os.

Surprise, la femme au peigne a disparu ! J'avertis le contrôleur de l'Institut médico-légal, pensant que le squelette a pu être déposé ailleurs. Il est navré : il n'y a aucun scellé correspondant à ma description. Je m'aperçois alors que j'ai commis une belle erreur. Pris par le temps, j'ai négligé, le soir où je l'ai ramenée à l'Institut, de faire enregistrer la nouvelle venue au greffe ! Toute la responsabilité de cette soudaine disparition m'incombe. Très anxieux, je téléphone immédiatement au juge qui se montre aussi ennuyé que moi. Tous deux, nous allons vivre pendant quelques mois dans la crainte que l'affaire ne s'ébruite, qu'une famille ne réclame un disparu, ou pire qu'un criminel ne se dénonce. Mais rien de tel ne se produit, à notre grand soulagement.

L'affaire remonte à une bonne trentaine d'années. A l'époque les étudiants en médecine pouvaient acquérir au marché noir un squelette en bon état pour la somme de 1000 F. Qui a hérité de la femme au peigne ? Le tournant inattendu que prennent parfois les enquêtes rend leur dénouement autrement plus tragique...

Une réanimation musclée

Michel, jeune interne en médecine, vient de se marier. Il occupe avec son épouse un studio équipé d'une toute petite salle de bains où la jeune femme, très sportive, a fait fixer une barre au-dessus de la baignoire. Tous les soirs, elle fait quelques exercices sur ce trapèze improvisé avant de prendre son bain.

Cette nuit-là, Michel se couche très tôt car il vient

d'accomplir une garde de trente-six heures particulièrement chargée. Vers minuit, il se réveille, constate qu'il est seul dans le lit. Il appelle sa femme, pas de réponse. Il se lève, fait le tour du petit appartement et la découvre inanimée dans la baignoire, partiellement immergée dans 40 centimètres d'eau. L'appartement n'étant pas équipé du téléphone, il frappe chez le voisin qui alerte les pompiers. La réanimation ne donnera aucun résultat, la jeune femme est morte.

Une enquête de routine s'ensuit. Le jeune ménage filait le parfait amour, Michel est effondré. Aussi, quelle n'est pas ma surprise en découvrant à l'autopsie des traces de doigts autour du cou, très nettes, surtout au niveau de la mâchoire. Une strangulation ? L'examen radiologique montre effectivement que le larynx est fracturé.

Les policiers sont aussi sidérés que moi. Je téléphone immédiatement au procureur pour l'informer de mes découvertes et le jeune interne est placé en garde à vue. Son profond désespoir ne semble pas feint, mais les faits sont là : ecchymoses sur le cou, fracture du larynx. Un sentiment de malaise m'envahit, me ronge. Les deux jeunes gens s'entendaient parfaitement, et pourquoi Michel aurait-il immédiatement alerté ses voisins, fait venir les pompiers en pleine nuit s'il avait tué sa femme ?

Je demande au procureur la permission d'interroger le pompier qui a pratiqué la réanimation. Très obligeamment, le commandant de la caserne Clignancourt m'envoie ce magnifique et sympathique gaillard de 1,90 mètre. Il m'explique qu'il est nouveau dans le métier, il vient de finir ses classes, et se désole de n'avoir pu sauver la jeune femme. « C'était ma première réanimation », me dit-il. Il a scrupuleusement appliqué la théorie : « Je me suis placé à genoux derrière la victime allongée sur le sol. J'ai luxé fortement la mâchoire en arrière, pour éviter que la langue vienne obstruer les voies respiratoires. Puis j'ai fait le bouche-à-bouche au moyen d'un embout spécial avant d'appliquer le masque à oxygène, tout en maintenant la mâchoire en arrière. » Il mime la scène. Ses gestes sont puissants mais fort maladroits. Je crois avoir compris ce qui s'est passé.

Prise d'un malaise lors de sa gymnastique nocturne, la jeune sportive est tombée dans la baignoire qu'elle avait partiellement remplie pour se rafraîchir après l'effort. Quand le pompier tente de la réanimer, il veut, comme on le lui a appris, empêcher la langue de tomber en arrière, et pour ce faire il luxe la mâchoire inférieure afin de bien dégager le larynx. Mais il déploie une telle énergie qu'il laisse l'empreinte de ses doigts sur le cou et brise le larynx. Le procureur a relâché Michel. L'énergique pompier était anéanti.

Une hibernation criminelle

Elle était enceinte de 3 mois et ne voulait pas garder le bébé. En 1970, avant donc la légalisation de l'avortement, une seule solution s'offrait à elle : les circuits clandestins. Monique, vingt-quatre ans, partit pour Paris sur les conseils d'une amie.

Les policiers retrouvèrent son cadavre dans le bois de Clamart, au fond d'un ravin, la tête en bas. Ils ne relevèrent aucune blessure apparente mais lorsqu'ils soulevèrent le corps, du sang s'écoula en abondance des voies génitales. A l'Institut médico-légal où ils la transportèrent immédiatement, je constatai que les jambes, les bras, le visage, toutes les parties du corps en contact avec le sol, étaient couverts de griffures et d'ecchymoses. Les lividités cadavériques correspondaient à la position dans laquelle on avait découvert Monique : elles siégeaient bien dans les parties déclives, en l'occurrence la tête et le haut du tronc. Je retrouvai des ecchymoses sur la face interne des cuisses et, à l'ouverture du corps, une grande quantité de sang dans l'abdomen, provenant d'une plaie minime de l'utérus. Celui-ci contenait un fœtus de trois mois environ.

Avec les policiers qui ont attendu, je fis le bilan des premières constatations : la mort était indiscutablement due à une hémorragie intra-abdominale, conséquence d'une perforation de l'utérus. Comme la femme était enceinte, on pouvait présumer sans trop de risques que la perforation s'était produite au cours d'une intervention pratiquée avec une tige rigide introduite dans l'utérus pour provoquer un avortement. L'opérateur était particulièrement malhabile !

Avait-il opéré dans les bois de Clamart ? Les lividités cadavériques et les multiples griffures et ecchymoses dues aux aspérités du sol prouvaient que la victime était encore en vie quand on l'avait précipitée dans le ravin. Elle avait dû appeler au secours, la plaie utérine était vraiment minime, l'hémorragie mit du temps à se déclencher. Les policiers me firent remarquer que l'endroit était quasi désert. Et puis, rien ne prouvait que l'avortement ait eu lieu dans le bois : l'inconnue avait peut-être saigné longtemps dans un autre endroit avant d'être jetée dans le ravin. Bref, il fallait identifier rapidement la jeune morte. L'enquête ne fut pas longue car une de ses amies, en lisant le fait divers dans un journal, reconnut la petite Dijonnaise et téléphona à la police.

C'était sur ses conseils que Monique s'était rendue à Paris. Elle lui avait indiqué « quelqu'un qui connaissait quelqu'un » qui connaissait une infirmière de l'hôpital Vaugirard, susceptible de sortir les femmes enceintes d'une situation délicate. « Monique était partie toute seule, très inquiète. Elle faisait peine à voir », raconta son amie.

Les policiers poursuivirent leur enquête à l'hôpital et arrêtèrent très rapidement Gabriel G., le préposé à la morgue. Incarcéré à la Santé, celui-ci obtint rapidement du médecin chef de la division psychiatrique un certificat ahurissant qui affirmait : « X. présente un risque suicidaire dans le cas d'une incarcération prolongée » ; dans le même certificat, le médecin reconnaissait qu'il n'existait cependant aucun élément franchement dépressif ! Que croire ? Le juge, fort embarrassé, me demanda un avis. Le 15 mai, je me rendis donc à la Santé pour examiner le détenu. Il me raconta alors la façon dont les faits s'étaient déroulés.

Sensible et compatissant, il exécutait à l'occasion quelques avortements. Il m'affirma d'ailleurs que ses services étaient gratuits. Un mois plus tôt environ, une infirmière de l'hôpital lui avait présenté la jeune Dijonnaise. Rendez-vous fut pris pour le 14 avril. Le préposé de la morgue avait remarqué que Monique était très anxieuse. On l'eût été à moins. Non seulement elle dut se déshabiller dans la salle d'autopsie mais, à côté d'elle, sur un brancard, gisait une forme humaine recouverte d'un linceul.

Si Gabriel G. et l'infirmière qui l'assistait n'avaient pas insisté, la pauvre fille serait repartie et aurait renoncé à l'avortement. Finalement convaincue que tout se passerait bien, elle maîtrisa son appréhension et s'allongea sur la table. Elle était très contractée quand Gabriel introduisit la sonde qu'il poussait de plus en plus fermement. Brusquement l'instrument lui échappa et pénétra violemment. Monique poussa un cri et tomba en syncope.

Affolés, les deux complices tentèrent de la réanimer sans penser à appeler l'interne de garde alors que la morgue était située au bas de l'escalier menant aux services de chirurgie. Après de vains efforts ils imaginèrent qu'elle était morte et ne songèrent plus qu'à faire disparaître le corps. Ils enfilèrent sur le corps sa jupe et son chandail, poussèrent Monique sur un chariot et la déposèrent en chambre froide. Puis ils brûlèrent dans l'incinérateur de l'hôpital la valise et les quelques vêtements restés dans la pièce. Le lendemain matin, vers 6 heures, Gabriel chargea le corps dans sa 2 CV et alla le jeter comme un vieux paquet dans le bois de Clamart avant de reprendre son service vers 7 heures, comme si de rien n'était.

J'écoutai attentivement toute l'histoire, interrogeai le détenu sur ses antécédents médicaux, l'examinai soigneusement et finis par conclure que l'examen ne montrait « aucune altération somatique ni psychiatrique rendant incompatible le maintien en détention ». Mais le juge ne suivit pas cet avis et remit l'homme en liberté provisoire.

La douleur peut provoquer un réflexe d'inhibition et entraîner une syncope. Quand Monique a perdu connaissance, elle n'a cependant pas succombé immédiatement. Elle n'était pas morte non plus le lendemain matin quand Gabriel l'a poussée dans le ravin puisque j'ai retrouvé des « lésions vitales » provoquées par les buissons du sous-bois qui l'avaient griffée lors de sa chute. Toujours vivante après une nuit en chambre froide ? La chose est possible, comme le prouvent les travaux du Dr Laborit sur l'hibernation artificielle. Il a remarqué que la réfrigération du corps ralentit les métabolismes, ce qui permet par exemple de diminuer les doses d'anesthésique lors des opérations de longue durée et réduit le risque de toxicité. Dans le cas de Monique, l'hémorragie commençait à peine quand la jeune fille fut poussée dans la chambre froide. La basse température (10 °C) a quasiment stoppé cette hémorragie et permis à Monique de vivre *a minima,* en hibernation artificielle.

Quand Gabriel le sortit de sa cachette, le corps commença à se réchauffer. Dans la voiture, l'hémorragie utérine reprit. Monique décéda réellement dans le ravin du bois de Clamart, victime de l'hémorragie. Gabriel a été traduit devant le tribunal correctionnel. Il s'en est tiré aisément avec un verdict d'indulgence, sans même que soit retenue contre lui la « non-assistance à personne en danger ».

XII

RAPIN, DIT « BILL »

FONTAINEBLEAU, 4 heures du matin. La nuit est encore bien sombre sous les grands arbres de la forêt que traversent deux commerçants en route pour Blois. Soudain, dans les phares de leur camionnette, par terre, sur la route, apparaît une torche vivante. Ils freinent désespérément pour l'éviter, sortent de la voiture en laissant les phares allumés : le corps d'une jeune femme se consume sous leurs yeux. Claude Renard et Jean Trostin, durement choqués, ne s'attardent pas sur les lieux. Ils font demi-tour et filent alerter le commissariat... A 7 heures du matin, le samedi 30 mai 1959, j'opère en pleine forêt de Fontainebleau, sur la route Ronde, à peu de distance du carrefour du Grand Veneur. Avec moi se trouvent le juge Martin, mon homonyme, représentant le procureur de la République et des inspecteurs de la S.R.P.J. de Melun dont certains détournent vite le regard.

Le jour se lève. Les flammes qui entouraient le corps se sont éteintes. Une femme de petite taille aux longs cheveux châtains gît sur la berme, presque entièrement carbonisée. Seules les jambes, très minces, ont été épargnées... Dans le dos, les vêtements et la peau sont intacts, ce qui prouve qu'elle a bien été brûlée là où nous l'avons trouvée. Mais l'assassin ne s'est pas contenté de faire flamber sa victime : sous l'omoplate, j'aperçois la trace d'un impact de balle qui correspond à l'orifice d'entrée : plus petit que le calibre de la balle parce que la peau a un certain degré d'élasticité, il est entouré d'une cocarde violacée due à la contusion des tissus et de traces noirâtres laissées par le projectile. Je trouverai bientôt d'autres petits trous caractéristiques sur la poitrine et sur le front. Deux coups de feu ont été tirés au niveau du thorax, dont l'un dans le dos, deux autres au niveau du crâne. Aucun n'était mortel. En ce qui concerne le crâne par exemple, les balles n'ont fait qu'érafler l'os sans pénétrer dans le cerveau.

Tandis que les gendarmes retrouvent quelques douilles de 7,65 et des fragments de balles éparpillés sur la route, au milieu de grosses taches d'essence, je remarque quelques traces qui montrent que la jeune femme a dû se rouler sur le sol en se tordant de douleur. L'heure de la mort ne doit pas être très éloignée de 4 heures du matin, puisque le corps brûlait encore lorsque les automobilistes l'ont découvert.

La police va s'efforcer d'identifier cette jeune femme à l'aide des quelques lambeaux de vêtements qui restent et des chaussures, des escarpins à hauts talons et semelles en bois, de couleur rose crevette. On consulte le fichier des disparues, on explore de nombreuses pistes... jusqu'à ce que le patron du Sans-Souci, un bar de Pigalle, reconnaisse les escarpins et affirme aux inspecteurs qu'ils ont appartenu à une jeune fille qui venait souvent boire un verre chez lui. Dans les bars voisins, on la connaît aussi : il s'agit de Dominique Thirel, vingt-trois ans, originaire du Morbihan. Entraîneuse ? On ne sait pas trop...

En bavardant avec les uns et les autres, les inspecteurs apprennent qu'un certain Georges Rapin, *alias* Bill, ancien propriétaire du Bill's Bar, fréquentait la petite Bretonne. Ce jeune homme aux allures de casseur exhibe volontiers un revolver mais il fait figure d'amateur chez les vrais durs de Pigalle. Le vendredi, la veille du drame, il a dîné avec Dominique à L'Amiral, place Pigalle, et le tenancier a vu les jeunes gens monter ensuite dans la Dauphine Gordini de Rapin. Le dimanche, « Bill » est revenu au bar : il cherchait sa compagne...

Interrogé le 3 juin au siège de la Brigade criminelle, faubourg Saint-Honoré, Georges Rapin, qui a le même âge que la victime et un physique de jeune premier ténébreux, reconnaît volontiers avoir dîné avec Dominique ce soir-là. Très à l'aise, précieux, il précise son emploi du temps : « Je l'ai quittée à minuit pour me rendre chez ma fiancée, Nadine, où je suis resté jusqu'à 5 heures du matin. Puis je suis revenu à Montmartre pour y retrouver Dominique. »

Les policiers sont sceptiques. Ils gardent le jeune homme en garde à vue et s'en vont perquisitionner au 209, boulevard Saint-Germain, dans le somptueux appartement que Bill partage avec ses parents. Ils découvrent, dissimulées dans la cuvette des toilettes, trois cartouches de 7,65. Par ailleurs, les pneus de la Renault Gordini sont couverts de boue. Dans le coffre, un jerricane vide. Les suspicions sont déjà suffisamment fortes pour que la garde à vue se prolonge. Les interrogatoires se succèdent. Le commissaire Chaumeil montre à Bill les photographies prises dans la forêt de

Fontainebleau. Mine navrée du beau gosse : « C'est horrible de faire ça à une jeune fille. » Brusquement, le policier lui met sous le nez le Melior 7,65 que Georges Rapin croyait bien caché chez un de ses amis, le nouveau patron du Bill's Bar... A la lecture des journaux, celui-ci, affolé, est venu remettre l'arme aux policiers.

Ce Melior est bien l'arme du crime. Mon collègue Ceccaldi, directeur de l'Identité judiciaire, et moi-même le préciserons dans notre rapport ; en revanche, il n'a pas tiré les cartouches cachées dans les toilettes de l'appartement familial. A la vue de son revolver, Rapin s'effondre. Il retrouve un vocabulaire de truand : « Vous avez gagné, je suis fait », et avoue immédiatement le meurtre de Dominique.

« C'était une entraîneuse. Elle voulait quitter le milieu. Elle m'a parlé d'une amende de 500 000 F que lui imposaient ses souteneurs pour la laisser filer. Elle ne savait pas comment payer. Je lui ai proposé de venir avec moi en forêt de Fontainebleau pour m'aider à cambrioler une maison, ça l'aiderait à payer sa dette. » Après avoir dîné à L'Amiral, les jeunes gens partent pour Fontainebleau vers 2 heures du matin. Sur la route Ronde, une dispute éclate :

« J'ai sorti mon revolver, elle son cran d'arrêt. Elle a tenté de me frapper, puis elle a quitté la voiture. » Bill tire, elle tombe en hurlant. Il fait le tour de la Dauphine. Dans le coffre, trois bidons d'essence. Il en inonde sa compagne, jette des allumettes enflammées et tire encore quelques coups de pistolet pendant que Dominique s'enflamme.

Sans attendre l'extinction du brasier, il rejoint Paris à 130 à l'heure, fonce chez Nadine, lui confie les deux armes : le couteau de Dominique et son revolver 7,65. Il a également rapporté le sac de sa victime et la valise qui lui avait servi à transporter les bidons d'essence. Froidement, il demande à Nadine d'appuyer son alibi et lui donne sa chemise à laver. La jeune coiffeuse obéit aveuglément à son amant, lave la chemise, verse dans la valise une bouteille d'eau de Cologne pour en chasser l'odeur d'essence pendant que Rapin repart vers Montmartre où il traîne dans les bars à la recherche fictive de l'entraîneuse...

Le 5 juin, je me trouve dans le bureau du juge Martin lorsque Bill comparaît pour la première fois. Toujours décontracté, le jeune homme fanfaronne, livre généreusement les détails. Déjà, une nouvelle version perce sous les propos mondains : « En fait, je voulais la punir de vouloir me quitter pour un autre. Je lui ai fait croire que mes amis du milieu exigeaient l'amende de 500 000 F pour la libérer. Je lui ai proposé d'agresser quelqu'un dans la forêt de Fontainebleau pour acquitter cette dette. » En route pour Fontainebleau, les deux complices optent pour la route Ronde, « parce que c'est une voie empruntée par les commerçants qui transportent beaucoup d'argent dans leur voiture ». Le récit se fait plus précis que lors de la garde à vue. Bill a évité soigneusement les sentiers bourbeux et la berme humide pour ne pas laisser d'empreintes de pneus. La voiture stoppe à quelques distances du carrefour du Grand Veneur. Il laisse les phares allumés et sort de voiture avec sa compagne. Très vite, la discussion s'envenime. Lui menace, aussitôt dressé sur ses ergots : « Je vais te descendre. » Dominique sort son couteau à cran d'arrêt.

Bill tire un premier coup, elle tombe. Il l'arrose d'essence. Mais la pauvre fille n'est pas morte, elle se relève, tente de s'enfuir, les vêtements dégoulinants d'essence. Il la rattrape, la frappe. Du sang gicle sur sa chemise. Il vide son chargeur sur le corps étendu, verse encore de l'essence sur le ventre, enflamme un papier avec des allumettes et met le feu aux habits de Dominique.

Pourquoi a-t-il rajouté de l'essence ? « Je savais qu'elle avait une cicatrice sur l'abdomen, je voulais empêcher son identification. » (La jeune femme portait effectivement une cicatrice abdominale due à une intervention récente. Quand il apprendra sa mort, le chirurgien qui l'avait opérée m'enverra le compte rendu opératoire.) Pourquoi est-il retourné à Pigalle tôt le lendemain matin ? « Je voulais me faire voir dans quelques établissements. »

A la demande du juge, j'examine Georges Rapin. Je fais en sa présence le compte rendu verbal de l'autopsie. Alors il se tourne vers moi, curieux : « Croyez-vous qu'elle était encore vivante quand je l'ai arrosée d'essence ? Est-ce qu'elle s'est rendu compte qu'elle allait brûler ? » Ma réponse affirmative amène un lent sourire au coin de ses lèvres. A la suite de quoi il fait porter un message « fair play » au commissaire Chaumeil : « Sans rancune, félicitations au commissaire Chaumeil pour sa belle enquête. » Signé : « Bill. » Ma foi, il a l'air ravi d'être enfin devenu un malfrat d'importance.

Et Nadine qui a obéi si passivement aux ordres de son fiancé ? Elle est incarcérée à la prison de Fontainebleau. Me Floriot la défendra. Le juge d'instruction se rend vite compte qu'elle a agi sans aucun discernement. De faible intelligence, très amoureuse de Rapin, cette jeune coiffeuse se désolait depuis quinze jours, soupçonnant que son amant la délaissait pour une autre. Quand il frappa à sa porte, elle se réjouit de le retrouver, écouta avidement son récit. Le lendemain, avec une inconscience terrifiante, elle confia à sa patronne : « C'est Didine qui a gagné. » Elle confirme au juge qu'elle a bien aidé Rapin. Me Floriot se déclare persuadé que la petite coiffeuse ne fut qu'un jouet entre les mains de l'assassin et qu'elle va bénéficier d'un non-lieu.

Georges Rapin, qui malgré les supplications de ses parents refuse dans un premier temps le concours de Me Floriot, choisit Me Schwab, le bâtonnier du Barreau de Fontainebleau. Le jeune homme va se servir une dernière fois de sa fiancée. Il joue un nouveau personnage, l'amoureux transi de Nadine. D'ailleurs, il aime le théâtre. Quelques mois avant le meurtre, sous le nom de Georges Gardiolle il s'était inscrit à un cours d'art dramatique rue Henri-Monnier et y venait régulièrement, chaque semaine, étudier des rôles de composition. L'élève était-il doué ? Quand il va mettre ses dons à l'épreuve de la réalité, Rapin tombe dans tous les clichés. Il endosse plusieurs rôles, côté jardin le petit fiancé de Didine, côté cour le tueur. « Moi, j'aime tuer », affirme-t-il à ses camarades de prison.

Lors de la reconstitution du crime, il recrée minutieusement la scène, comme s'il s'agissait d'un film dont il serait le réalisateur, se soucie du moindre détail : « Là, j'ai tiré sur Dominique qui s'enfuyait. Là, elle est tombée, j'ai cru qu'elle était morte. » Il va et vient, marche, montre comment il a éloigné sa voiture d'une quarantaine de mètres, se baisse, fait mine de relever les jupes de sa victime pour expliquer le geste du 30 mai, lorsqu'il se préoccupait, en inondant l'abdomen d'essence, de faire disparaître une certaine cicatrice. Il raconte, froidement toujours. Quand il a voulu mettre le feu à ses vêtements, elle a hurlé : « Non pas ça, je t'en supplie, pas ça... » Le récit complet de ses gestes criminels corrobore en tout point mes constatations. Rapin émaille son discours de propos de western : « Quand j'ai tiré, après, c'était pour le coup de grâce », dit-il en joignant le geste à la parole avec le pistolet (déchargé) qu'il a récupéré le temps bref de la reconstitution.

Et le beau ténébreux épie du coin de l'œil les journalistes qui se confondent dans la brume à plus de soixante mètres de la scène, mais dont les téléobjectifs guettent le moindre incident. Bill se campe sur la route Ronde et, plein de superbe, fait virevolter autour de son index le canon du pistolet.

Le 16 juin, coup de théâtre, Georges Rapin avoue un autre crime : « C'est moi qui ai tué le pompiste de Villejuif, Roger Adam, le 5 avril 1958. Il était 1 heure du matin, je me suis arrêté devant une station d'essence avenue de Stalingrad et ai demandé 5 litres de carburant. L'employé a été maladroit, il a fait couler la moitié de l'essence hors du réservoir. J'ai protesté. Il m'a injurié. Quand nous sommes arrivés dans son bureau pour faire la monnaie du billet de 5 000 F que je lui avais donné, j'ai sorti un Mauser, je lui ai tiré une balle dans la nuque et je me suis enfui sans ramasser la monnaie. »

Les jours suivants, l'épopée s'amplifie. Bill aurait tranché la gorge d'un Maghrébin en 1954. A Fréjus, en 1959, il aurait tué le complice d'un trafic de cigarettes en lui tirant une balle dans le ventre avant de le jeter à la mer, de couler l'embarcation où s'était déroulé le crime et de rejoindre la côte à la nage. L'arrogant se vante ainsi d'une dizaine de crimes, répète sur tous les tons que oui, vraiment, il aime tuer.

L'assassinat du pompiste de Villejuif retient l'attention des policiers qui avaient ouvert une information contre X. Rapin, transféré à la Santé, reste sous la responsabilité du juge Martin qui poursuit l'instruction à Paris. Le 27 août, nouveau rebondissement : Bill nie en bloc tous les crimes qu'il revendiquait, y compris celui de Fontainebleau, et met en cause un certain Robert, amant de Dominique Thirel.

Pourquoi s'est-il vanté de ces meurtres ? « Pour briller aux yeux de Nadine. » Pourquoi Robert aurait-il tué Dominique ? « Elle le faisait chanter pour un mobile que j'ignore. Il était désireux d'avoir une explication avec sa maîtresse dans un coin tranquille. Il n'avait pas de voiture, je lui ai proposé de le conduire dans la forêt. Sur la route Ronde, ils sont descendus tous les deux de la voiture. J'ai vu Robert tirer puis ouvrir une valise et arroser la fille d'essence. J'ai protesté. J'ai voulu aider Dominique ; c'est comme ça que j'ai taché ma chemise. Robert a mis le feu malgré mes protestations. Nous sommes rentrés ensuite à Paris et il m'a confié les armes et sa valise. » Quant à l'assassinat du pompiste, il en avait lu le récit dans les journaux. Rapin s'en donne à cœur joie, clamant partout son innocence.

Et Nadine embraie ! Elle déclare au juge qu'elle n'a jamais accordé de crédit aux récits de son amant. Il est vantard mais incapable de commettre de telles horreurs. Elle a menti pour lui faire plaisir. La presse navigue entre les déclarations explosives des uns et des autres : « Nadine et Bill veulent se marier », « La mère de

Rapin : mon petit est innocent, je le savais », « Les durs de Pigalle : Bill est un faux gangster ».

Malheureusement pour le hâbleur, le juge Martin est un magistrat tenace, précis et scrupuleux. Je le connais bien pour avoir beaucoup travaillé avec lui à Fontainebleau : il poursuit toujours patiemment ses instructions, ne laisse jamais échapper le moindre élément. Souvent même nos relations ont été refroidies par sa tendance tatillonne, perfectionniste, qui l'amène à critiquer les termes d'un rapport médico-légal. Mais les précisions qu'il demande s'avèrent toujours justifiées : un rapport peut basculer pour un mot oublié ou une phrase ambiguë.

Le juge Martin vérifie toutes les déclarations de Bill. Pour le meurtre du pompiste, celui-ci a affirmé que le pistolet Mauser appartenait à son ami, Georges Granier, qui a également acheté le Bill's Bar et chez qui Bill a caché le 7,65. Georges Granier, trente-neuf ans, donne au juge à peu près les mêmes explications que Nadine : « J'ai souvent vu Bill mais je ne croyais pas un mot de ses histoires. Il se vantait sans arrêt de forfaits imaginaires. Je lui ai bien prêté une arme Mauser P 38 9 millimètres en mars 58 parce que la sienne était en réparation chez l'armurier. Mais quand il est revenu dix jours plus tard en me confiant “ j'ai été obligé de liquider le pompiste avec votre pistolet ”, cette fois encore, je ne l'ai pas cru. Il n'arrêtait pas de baratiner. Il ne m'a pas rendu le P 38. » Il faut croire que Granier aimait l'humour noir. Il s'amusa beaucoup quand le baratineur visita sa cave, quelques jours avant la promenade nocturne à Fontainebleau, et lança : « Voilà l'endroit idéal pour enterrer un cadavre. » Il rit aussi quand Rapin vient le voir, le vendredi soir fatidique avec Dominique : « Il m'a dit en aparté que c'était la fille qu'il voulait liquider et m'a demandé si, avec de l'essence, on pouvait faire disparaître un cadavre... » Le lendemain, Bill qui lui a donné rendez-vous à la Bastille lui déclare : « J'ai liquidé la fille », et lui confie les armes. Granier ne va plus rire longtemps. Quand il lit les articles dans les journaux, il comprend enfin que la blague a fait long feu et va porter le pistolet à la police. Inculpé de recel, écroué, il bénéficiera d'un non-lieu pour l'affaire de Fontainebleau et sera jugé plus tard pour détention illégale d'arme.

Qu'est devenu le pistolet P38 prêté à Rapin ? Granier ne l'a pas retrouvé mais se souvient l'avoir essayé pour s'amuser, il y a six ans, dans une propriété d'Auffargis où il a tiré plusieurs coups de feu dans un tronc d'arbre. Sans désemparer, le juge Martin fait abattre et débiter l'arbre témoin dont on extrait quatre projectiles que l'on confie aux services de la police scientifique qui ont conservé la balle responsable de la mort du pompiste. Il suffit de comparer ! Quand une balle est tirée, elle parcourt à grande vitesse le canon de l'arme dont tous les défauts viennent s'imprimer à sa surface. Les rayures qu'ils laissent constituent de véritables empreintes du revolver utilisé : si plusieurs projectiles présentent des rayures identiques, ils ont été tirés par le même revolver. Or c'est bien l'arme utilisée à Auffargis qui a tué le pompiste de Villejuif...

On ne retrouva bien entendu jamais le prétendu Robert, l'amant de Dominique, ni la moindre preuve pour les huit autres crimes revendiqués. Bill s'est-il accusé par bravade ou par calcul ? S'il se vante d'avoir commis huit crimes imaginaires, il peut fort bien aussi avoir inventé sa participation à ceux de la jolie entraîneuse et du pompiste, penseront peut-être les autorités judiciaires… Sa culpabilité dans ces deux meurtres, ne fait pourtant plus aucun doute.

Je n'eus pas l'occasion de revoir Rapin dans les mois qui ont précédé le procès. Son attitude lors de la reconstitution du crime m'avait écœuré. Ce petit malfrat à la bouche veule, qui venait de flamber une pauvre fille en la condamnant sciemment à une mort affreuse et se prenait pour Al Capone ne m'inspirait pas une once de curiosité ni de compassion.

On invoque toujours, dans des cas aussi horribles, une carence affective majeure pendant l'enfance, qui aurait privé le futur criminel de ses capacités émotives et expliquerait son comportement. Les psychiatres qui se penchèrent sur le passé de Rapin ne trouvèrent pas d'événements pathologiques marquants. Le jeune homme avait connu une enfance et une jeunesse dorées, couvé par une mère qui l'adorait alors que le père était absent. Un fils de bonne famille comme le répétaient les journaux de l'époque, et même d'excellente famille — sur le plan social évidemment puisque l'expression ne s'emploie que dans ce cas-là. Son père, brillant ingénieur chez Thomson, ancien de l'École des Mines, passait son temps en voyage. De santé délicate, l'enfant fut gâté par sa mère et sa grand-mère qui obéissaient à tous ses caprices. Une de mes jeunes amies qui avait été secrétaire du père pendant quelques années me confirmera l'adoration que toute la famille portait à « Pinpin ». Des résultats scolaires médiocres couronnent cette éducation sans contraintes. Verdict du père, distant : « Tu ne seras jamais qu'un crétin. » Pinpin n'égalera jamais papa. Et maman de consoler comme un bébé ce gamin buté qui veut devenir un crack ! A vingt ans, incapable d'opter pour un travail sérieux, il s'engage dans l'armée et passera deux ans au Maroc.

Au retour, Pinpin joue le grand jeu. Il s'achète une conduite, une mauvaise, et se transforme en dur de dur. Nouveau prénom : Bill, comme l'inscription portée au dos d'un blouson acheté dans un surplus américain. Nouvelles lectures : les romans policiers et les faits divers criminels. Premier métier : barman. Bill veut un bar, un vrai, avec un comptoir en zinc, une atmosphère enfumée et quelques desperados jouant leur vie sur un poker. Pinpin, un bar ? La serre du boulevard Saint-Germain s'agite. Mais les parents veulent croire que la responsabilité d'un commerce assagira ce capricieux fils unique. A lui le Bill's Bar, rue Pascal, près des Gobelins. A lui Le Porto, boulevard Saint-Marcel.

Bill en a vite assez de jouer les rois de la limonade. Il vend les deux débits de boissons, opte pour une librairie... et des cours de théâtre rue Henri-Monnier à Montmartre. Il passe de temps en temps à la librairie, entre deux tournées dans les rues louches de Pigalle. Le soir, il roule des mécaniques dans les bars. Au petit matin, Georges Rapin rentre boulevard Saint-Germain dormir dans des draps propres et empocher les billets qu'on lui glisse. Une double vie, en somme.

Comment les trois psychiatres qui ont examiné le jeune homme expliquent-ils cette étrange organisation ? Le Dr Gouriou ne trouve aucun antécédent héréditaire et met en doute la méningite puis l'accident de la route que prétexte Rapin pour se disculper alors qu'il n'a jamais été hospitalisé. Le médecin le décrit calme, lucide, sans idées délirantes. D'une intelligence normale, le jeune homme ne souffre pas de dédoublement de la personnalité ; il ne se croit pas tantôt Bill, tantôt Georges Rapin, non, il est organisé : il est Bill à Pigalle et Rapin boulevard Saint-Germain. Tout le contraire d'un impulsif ou d'un émotif : « Il est l'orgueil personnifié avec un sous-produit, la vanité, et son corollaire, l'insatisfaction. »

Pas d'état de démence non plus pour le Dr Cénac, mais « le sujet manifeste une propension extraordinaire au mensonge ». L'expert mentionne une lettre que Bill lui a envoyée, en août 59, pendant l'instruction : « Le jeune homme s'y analyse longuement, c'est extrêmement instructif. » Las, Me Floriot détruira les illusions du psychiatre lors de l'audience : Rapin a tout simplement recopié un passage de *L'Ange du suicide* de Rostand. La salle s'esclaffe devant la naïveté de l'expert, preuve supplémentaire de la rouerie de l'assassin. Quant au Dr Lafon, il insiste sur le fait que l'accusé n'a jamais eu d'ami ni d'amie véritables. Nadine ? Il l'ignorait avant son incarcération, la trompait, voulait la « larguer ». Le personnage de l'amoureux transi naît en prison. Encore un nouveau rôle.

Le procès de Georges Rapin s'ouvre le 29 mars 1960. Les assises sont présidées par M. Chapard qui ne se départira pas d'un calme impressionnant tout au long des débats. D'emblée, il demande à l'accusé de dire la vérité. Rapin s'écrie : « Je plaide non coupable. Ces crimes sont affreux. Leur auteur mérite cent fois la peine de mort. »

Avec mes trois collègues psychiatres, je passe l'après-midi dans le couloir attenant à la salle d'audience. A côté, dans une pièce exiguë, Nadine et les Rapin. La petite coiffeuse qui a bénéficié d'un non-lieu s'est depuis installée dans son rôle de fleur bleue, totalement inconsciente. La mère continue à croire son fils innocent. Elle couve la petite fiancée qui habite maintenant boulevard Saint-Germain. Le père soupire.

Les journalistes jugeront sévèrement ces deux parents dont les témoignages déconcertent : le père a apporté un bulletin de notes, comme s'il était de première urgence de prouver que « Georges n'était pas le mauvais élève décrit dans la presse ». Et quand le président le rappelle à une vision plus exacte de la réalité, lui demande d'expliquer son ignorance de la double vie du jeune homme, il répond évasivement : « On ne peut pas tenir quelqu'un de vingt-trois ans en laisse... Mais mon fils n'a pas pu tuer, il se vante, il sert de bouc émissaire aux vrais truands. » La mère, très élégante dans son manteau d'astrakan, indolente, précieuse, semble ne pas se douter de la menace qui pèse sur son fils. Elle ne dit que des banalités et jette à Pinpin de longs regards tendres que celui-ci ignore délibérément. Nadine, elle, pépie. A la fin de sa déposition, Rapin lui tend les bras d'un geste théâtral. Elle s'y jette sous les regards embués de quelques midinettes et ceux, courroucés, du président Chapard.

Il n'y aura aucun incident d'audience, les débats seront rapidement menés. Le 31 mars, l'avocat général Dubost réclame la peine de mort. Chacun attend avec impatience la plaidoirie de Me Floriot. Comment ce grand avocat, le plus grand peut-être de tous ceux que j'ai entendus, va-t-il se tirer d'une situation quasi désespérée ? Pendant trois heures, il plaide l'affabulation. Ce ne sont que « vantardises absurdes », « crimes imaginaires » accomplis par d'autres et pathologiquement revendiqués par Georges Rapin. Il s'écrie : « Ce garçon est un paradoxe. Regardez-le ce pauvre type, ce minable, ce raté, il imite Gabin dans ses films mais il ne nous fera pas croire qu'il est un tueur. » L'avocat s'acharne ensuite à démonter toutes les incohérences du dossier. Malgré son immense talent, il ne convainc pas les jurés. Après trente-cinq minutes de délibération seulement, la cour revient avec un verdict de mort. Et, parce qu'on est le 1er avril, la sœur de Dominique Thirel a ce mot atroce : « C'est pas une blague au moins ? »

Bill reste impassible. Il refuse de signer son recours en grâce, mais rancunier, n'oubliant pas les « pauvre type, minable, raté », il écrit au procureur : « Me Floriot n'est plus chargé de mes intérêts. » C'est donc Me Schwab qui sollicitera la grâce présidentielle auprès du général de Gaulle. Dans sa cellule, Bill écrit tous les jours à Nadine. Elle, elle proclame dans la presse que son fiancé exécuté, elle lui restera fidèle à jamais et entrera au couvent.

Le 25 juillet un coup de téléphone m'informe qu'une voiture de police banalisée m'attendra devant mon domicile le lendemain matin à 2 heures : de Gaulle a refusé la grâce, l'exécution capitale doit avoir lieu demain, je suis chargé de constater la mort…

Malgré l'aversion que je porte à Rapin, je ne ferme pas l'œil de la nuit. Les propos de Floriot me hantent : c'est un gosse de vingt-quatre ans, un pauvre type hâbleur… Mais il y a eu son sourire quand je lui ai appris que Dominique avait souffert, ses mimiques lors de la reconstitution du crime... Sans être un « excité » de la guillotine, je suis partisan de la peine de mort en cas d'actes horribles et répétés. Il m'a rarement été donné dans ma carrière de rencontrer des hommes aussi redoutablement pervers et anémotifs que Rapin. Une dizaine peut-être : Léger, Buffet, Bontemps, quelques assassins plus anonymes d'enfants et de vieillards. Chaque fois, j'ai eu l'impression de me trouver devant une bombe à retardement dont on ne découvrirait jamais le mécanisme, qu'on ne pourrait jamais désarmorcer. Ce danger-là, qui défie toute la compréhension humaine, a-t-on le droit de le faire courir à tous ceux, prisonniers ou surveillants, qui fréquenteront quotidiennement le criminel en prison ? Faudrait-il l'enfermer dans une forteresse imprenable pour le restant de sa vie ? Outre qu'il n'existe pas de telles citadelles, il n'est pas sûr que cela soit plus humain. Au risque de choquer les âmes généreuses, je trouve à la fois plus hypocrite et plus cruel de condamner quelqu'un à la mort lente dans la plus insupportable des solitudes. Chacun réagit selon ses convictions et ses aspirations. L'exécution capitale me semble mille fois préférable à une interminable privation de liberté, plus digne aussi. La peine de mort ne heurte pas mes convictions profondes. Je l'accepte sans joie, sans haine, sans désir de vengeance, comme l'ultime protection de la société. En revanche, la manière dont en France, avant l'abolition de la peine de mort en 1981, on exécutait les condamnés m'a toujours répugné.

Quel que soit leur crime, ceux-ci ont droit au respect lors du verdict (j'ai entendu des gens applaudir à la décision du jury) et de l'application de la peine. Or on guillotinait à la sauvette... L'homme qui allait mourir n'avait-il pas droit à plus d'égards ? Ne méritait-il pas une exécution, sinon publique pour ne pas encourager les sadiques ou les « tricoteuses », au moins devant ceux dont la loi exige la présence à cet instant-là : avocats, magistrats et, pourquoi pas, les jurés qui ont rendu la sentence ? Au lieu de cela, le bourreau exécutait sa tâche clandestinement, dans un coin sombre d'une petite cour dissimulée aux regards. La société refusait d'assumer ses dernières responsabilités : elle voulait bien condamner mais ne voulait pas voir mourir.

Le prisonnier ignorait jusqu'au matin fatidique que son recours en grâce avait été rejeté. Les autorités judiciaires ne prévenaient avocats et administratifs que la veille au soir, afin d'éviter toute indiscrétion.

Le 26 juillet, quand j'arrivai dans la cour de la Santé, les bois de justice étaient déjà dressés, le bourreau et ses aides s'affairaient. Dans le vestibule, le père Devoyod installa un autel sommaire. Il n'avait pas perdu espoir de ramener une âme à Dieu. Nous rejoignîmes Me Schwab, le président des assises, le procureur et le juge d'instruction dans le bureau du directeur. Le cortège se mit en marche. A pas de loup pour ne pas provoquer d'esclandre, nous longeâmes le couloir des condamnés à mort. La veille, comme d'habitude, les gardiens avaient huilé copieusement les gonds des portes pour éviter le moindre grincement. Devant la cellule de Rapin, le petit groupe s'immobilisa. La tradition voulait que l'on ouvrît brutalement la porte puis que l'on se jetât sur le malheureux qui sommeillait. Pourquoi une telle sauvagerie ? Je ne l'ai jamais compris. Peut-être pour paralyser de surprise, anesthésier le condamné qui devait comprendre en un éclair les raisons de cette soudaine intrusion.

Mais Bill nous réservait un ultime coup de théâtre. Les gardiens arrachèrent la porte, s'apprêtant à sauter sur le lit, et se trouvèrent devant un Rapin habillé, rasé de frais, qui les regardait d'un air goguenard. Il avait sûrement été prévenu, mais par qui ? Après les formalités de « levée d'écrou », il revêtit des vêtements civils. Le cortège regagna le vestibule où Rapin plaisanta avec l'aumônier.

Soudain le bourreau, le chapeau vissé sur la tête (encore une tradition inique), décida d'en finir. Sa rudesse, la désinvolture dont il faisait preuve vis-à-vis de ses « clients » m'ont toujours révolté. Il poussa Rapin sur un tabouret, le dos tourné à la porte d'entrée, lui lia les chevilles, les mains, échancra largement la chemise. Le père Devoyod remuait les lèvres, récitant sans doute la prière des agonisants. Je me tenais près de l'entrée, place réservée du médecin légiste, attendant que se déroule le scénario inéluctable. Brusquement, la porte allait s'ouvrir, les aides du bourreau saisiraient le condamné comme un paquet et le jetteraient à toute volée dans la cour, sur la planche de la guillotine ; ce qui se passait ensuite nous restait invisible. Moi seul me pencherai quelques instants plus tard dans l'ouverture pour constater la mort...

Voilà, la porte s'ouvrit. Dans la fraction de seconde qui le séparait de l'éternité, Rapin tira sa révérence : il me fit un clin d'œil, m'adressa un sourire narquois, et, disparaissant aux yeux des derniers humains qui l'accompagnaient, vola vers l'échaufaud finir, tout seul, sa brève existence...

« Cet homme est un fou. Je le regarde, avec ses deux visages et je suis incapable de vous dire : voilà la vérité », plaidait Me Floriot au procès de Georges Rapin, fils de famille et voyou de Pigalle.

XIII

LES ACCIDENTS DOMESTIQUES

Autopsies criminelles, examen des personnes victimes de coups et blessures, ne résument pas toute l'activité du médecin légiste. Il est bien souvent le témoin d'accidents quotidiens, domestiques, qui se soldent par la mort soudaine d'un ou de plusieurs membres d'une même famille…

Le ballon de baudruche

Elle a cinq ans. C'est une mignonne petite fille de Belleville dont les parents tiennent un magasin de chaussures, tout près du domicile familial. Dans ce quartier populeux, les enfants n'ont guère que le trottoir pour jouer mais à l'époque, les espaces réservés aux piétons sont larges et bordés de platanes.

Claire adore les friandises comme tous les enfants de son âge. Le nouveau Zan fait fureur dans le quartier : il se compose d'un tube de réglisse d'une dizaine de centimètres de long terminé par un ballon cyclindrique en baudruche. Ce soir-là, la petite fille joue une partie de marelle particulièrement animée sur le bord du trottoir, sautant à cloche-pied dans le caniveau. Elle a depuis longtemps mangé le tube de réglisse. Gardant dans sa bouche le petit ballon, elle s'amuse à le gonfler au rythme de ses sauts. La grande sœur arrive, pressée. Claire est en retard pour le dîner. Agrippée par son aînée, l'enfant perd l'équilibre, s'accroche à la jupe de la grande. Brusquement, elle suffoque, devient violette et perd connaissance.

On la porte jusqu'à la terrasse d'un café, on tente de lui faire boire un peu d'eau. La petite fille, très angoissée, fait des efforts désespérés pour respirer. Transportée d'urgence à l'hôpital, elle décède rapidement, malgré toutes les tentatives de réanimation...

Le lendemain, en autopsiant la fillette, le Pr Dérobert et moi découvrons, tapissant les parois de la trachée et l'obstruant complètement, le ballon de baudruche retourné en doigt de gant. Brusquement saisie par sa sœur, Claire, surprise, a inspiré profondément et le petit ballon est allé boucher les voies respiratoires.

A la suite de ce drame, les friandises si prisées furent retirées du commerce. Mais les ballons en baudruche que les enfants doivent gonfler avec leur bouche sont aussi dangereux que celui qui a provoqué le décès de la petite Claire...

La mort par suffocation résulte le plus souvent d'un accident. Ce mode d'asphyxie est en effet rarement choisi par les désespérés (certains s'enferment toutefois la tête dans un sac en matière plastique pour mourir) ou les meurtriers, car il exige une grande différence de force entre agresseur et agressé, le plus souvent un petit enfant ou un vieillard.

Lucien Léger employa cette méthode pour tuer le petit Luc Taron en lui maintenant le visage dans la terre d'un sous-bois. Autrefois, les cambrioleurs bâillonnaient leurs victimes en leur enfonçant un mouchoir ou un tampon dans la bouche. Il arrivait que le bâillon obstrue totalement les voies respiratoires et provoque la mort par suffocation, mais il s'agissait plus d'un accident que d'un crime. L'usage du bâillon est toujours en vigueur, mais on utilise surtout une bande collante élastique.

Si l'étouffement résulte souvent d'un acte criminel, la suffocation accidentelle est un phénomène courant rapidement mortel ! La cause la mieux connue est la « fausse route » alimentaire, la classique histoire du bon vivant qui, pris de malaise au cours d'un repas, fait des efforts désespérés pour respirer ou perd brutalement connaissance. On s'affole, on tente de le réanimer sur place, on fait appel à Police Secours, aux pompiers, au S.A.M.U. Rien n'y fait, et le client décède très vite.

Il a inhalé, au lieu de l'avaler, un morceau de viande ou de pain qui est venu obturer la trachée. Cette brutale asphyxie ne s'accompagne pas nécessairement de l'angoisse qui saisit ceux qui, ayant « avalé de travers », se mettent à tousser, à cracher, en proie à un affolement qui disparaît avec le retour de la respiration. La personne qui suffoque peut au contraire rester étonnamment calme, ou mourir subitement, sans signe avant-coureur.

Dans la Chine ancienne, lorsqu'un mandarin avait cessé de plaire à l'empereur, la tradition lui imposait de disparaître pour sauver la face. Le mode de suicide choisi par ce dignitaire était d'un raffinement digne de ses qualités de lettré. Le mandarin dédaigné s'appliquait sur la bouche une mince feuille d'or, prenait une profonde inspiration, et mourait, suffoquant en silence sur ses tapis de soie.

Un assassin méconnu : l'oxyde de carbone

Personne n'en a peur, et pourtant c'est l'assassin domestique le plus sournois que l'on puisse imaginer. On estime officiellement que, chaque année, 500 personnes meurent en France des suites d'une intoxication à l'oxyde de carbone. Mais les spécialistes savent que le nombre de ces décès est en réalité bien plus élevé car le diagnostic est loin d'être toujours porté. En 1988, le Centre antipoison de la région parisienne a reçu 1500 appels concernant cette intoxication et, précise le Dr Gisèle Riboulet-Delmas, « un seul coup de téléphone concerne bien souvent une famille entière ».

Pourtant, on ne compte pas les chauffe-eau défectueux ! Aurait-on oublié les hivers particulièrement rigoureux de l'Occupation ? Les Français n'avaient alors pratiquement aucun moyen de chauffage. Bien qu'il fût rationné et manquât de pression, le gaz pouvait servir à tiédir l'atmosphère d'une pièce, mais les accidents étaient nombreux et souvent mortels. A l'époque, le gaz d'éclairage contenait une certaine proportion d'oxyde de carbone et la moindre fuite pouvait devenir source d'intoxication. De même, chauffer une pièce au moyen de la gazinière comportait un risque réel car toute combustion dégage une grande quantité d'oxyde de carbone, danger potentiel aggravé par le calfeutrage des portes et des fenêtres visant à éviter la déperdition de chaleur. Le gaz, d'une densité voisine de celle de l'air, stagne dans une pièce mal aérée.

Un soir, en rentrant du travail, une employée de l'entreprise dont j'étais alors le médecin trouva son fils mort, allongé sur le sol de la cuisine, le nez coincé sous la porte. Candidat au baccalauréat, il avait travaillé dans la cuisine pour se réchauffer près du four allumé. Pris de malaise, il voulut sortir, mais, trop faible, il s'écroula, rampa sans doute jusqu'à la porte et tenta d'aspirer un peu d'air par l'interstice.

Le gaz naturel utilisé de nos jours ne contient pas d'oxyde de carbone mais sa combustion comporte les mêmes dangers. Ce poison, méconnu parce que incolore et inodore, tue au hasard, emportant des familles entières, ou se fait l'allié commode d'un meurtrier prudent : rien de plus facile que de camoufler ce genre de crime en accident ou en suicide.

L'intoxication par ce gaz pose encore au légiste des énigmes particulièrement difficiles. Notre connaissance de la pathologie ne nous empêche pas toujours d'être fort embarrassés et d'avoir beaucoup de mal à convaincre confrères, policiers et magistrats.

Le diagnostic repose sur un élément capital : la couleur particulière du sang devenu carminé, qui donne à tous les viscères une teinte rosée particulièrement remarquable au niveau du cerveau, habituellement grisâtre. L'examen spectroscopique, qui permet d'analyser la composition gazeuse du sang, confirme le diagnostic. Reste à persuader les autorités judiciaires.

Un matin, une femme âgée fut découverte morte à son domicile couchée sur le sol de la cuisine. Aucun désordre dans la pièce en dehors d'une chaise renversée. Les meubles de l'appartement ne furent pas fouillés. La dame vivait seule et ne recevait que rarement la visite de ses proches.

Étant donné son grand âge, le procureur pensa à un décès naturel, mais le commissaire se montrait plus méfiant : les agressions et les meurtres contre les personnes âgées ne cessaient d'augmenter et la morte portait quelques ecchymoses sur le visage.

Personne ne me convoqua sur les lieux et je n'examinai la vieille femme qu'à l'Institut. En ouvrant le corps, je constatai une légère coloration carminée des viscères et les poumons étaient gorgés de sang, signe évident d'asphyxie. En revanche, les ecchymoses me parurent banales, superficielles et je ne retrouvai aucune trace de violence. J'envoyai un échantillon de sang au laboratoire du Pr Lebreton qui me répondit immédiatement : « oxyde de carbone ».

Ce diagnostic fit bien rire les enquêteurs : « Impossible. Il n'y a pas de gaz dans cette maison, seulement une cuisinière à charbon, et encore... elle est vide. »

J'ai une confiance absolue en mon ami Lebreton et en son assistante, le Dr Garat, qui comptent parmi les meilleurs toxicologues de France et font preuve d'une rigueur scientifique exceptionnelle. Leurs analyses corroboraient mes constatations cliniques, et j'allais donc m'obstiner à soutenir notre thèse. Mon acharnement porta ses fruits : le procureur mit en cause le Gaz de France dont une canalisation passait sous la maison. Le sol de la cuisine fut défoncé, les ouvriers découvrirent un tuyau fissuré...

Mon ami Lebreton et moi fûmes plus tard confrontés à un problème de même nature mais, aujourd'hui encore, je ne suis pas sûr que nos conclusions aient convaincu la famille de la victime et les enquêteurs. Il s'agissait d'un jeune soldat récemment incorporé qui subit, le 20 mars 1959, un rappel de vaccination typhoïde-diphtérie-tétanos. Le lendemain soir, sa femme et son frère vinrent le chercher à la caserne car il bénéficiait d'une permission de vingt-quatre heures. Ils le trouvèrent fébrile, un peu congestionné, et l'emmenèrent comme prévu dîner chez les parents de la jeune femme. Mais le soldat avait peu d'appétit et mangea frugalement. Les jeunes époux rentrèrent donc tôt à leur domicile. Lui se coucha immédiatement et s'endormit vers 22 heures. Elle s'occupa du bébé et fit sa toilette avant de se coucher mais n'arriva pas à s'endormir tout de suite : elle avait la tête lourde, des nausées. Elle tenta sans succès de réveiller son mari profondément endormi, finit par sombrer dans le sommeil. A 6 heures du matin, elle s'éveilla brutalement, se sentant vraiment très mal : migraine, bourdonnements d'oreilles, troubles visuels. Bien qu'elle ait remarqué des traces de vomissures sur l'oreiller elle ne parvint pas à se lever et se rendormit. Deux heures plus tard, elle ouvrit à nouveau les yeux. Autour de sa taille, le bras de son mari était rigide et froid...

Comme il s'agissait d'un soldat, les autorités militaires demandèrent une autopsie immédiate tandis que la famille saisissait le procureur de la République. La mère du jeune homme suspectait sa bru d'avoir volontairement tué son mari pour bénéficier de l'assurance sur la vie qu'il avait contractée peu de temps auparavant.

Je fus chargé de l'autopsie. Le service de santé des Armées, craignant, lui, un accident mortel consécutif à la vaccination, s'était fait représenter par un médecin du Val-de-Grâce. Dès l'ouverture du corps, le diagnostic parut facile : les viscères avaient la coloration carminée caractéristique de l'intoxication à l'oxyde de carbone, les poumons étaient lourds et congestifs. La spectroscopie réalisée par Lebreton révéla une très grande quantité d'oxyde de carbone.

Les enquêteurs s'étonnèrent alors que la jeune femme n'ait ressenti que de vagues symptômes d'intoxication et que le bébé, couché dans son berceau au pied du lit, n'ait souffert d'aucun malaise. Le laboratoire municipal entreprit des investigations complètes : le logement se composait d'une salle à manger, d'une chambre à coucher et d'une cuisine sans ventilation permanente, équipée d'un petit réchaud. La salle à manger était chauffée par un poêle Godin alimenté en charbon, dont le conduit de fumée passait dans le mur séparant cette pièce de la chambre. Si le réchaud, le poêle et son conduit ne semblaient pas défectueux, en revanche, la cheminée était en très mauvais état et le tirage quasi nul. Des essais de fumée sous pression attestèrent la présence de fuites, non seulement dans la salle à manger, mais encore dans la chambre à coucher. Les experts montrèrent que si les gaz refluaient ce soir-là dans la salle à manger, le danger d'intoxication était réel puisque la porte communiquant avec la chambre était restée ouverte.

Cela n'expliquait cependant pas pourquoi la femme et la fillette n'avaient pas été aussi gravement atteintes que le jeune soldat. En fait, la disposition des lieux jouait un rôle capital. Le berceau de l'enfant, bien que situé au pied du lit parental, se trouvait sur le passage d'une veine d'air frais, entre les deux fenêtres et la porte de la salle à manger. La femme s'était couchée beaucoup plus tard que son mari. En outre, elle était en bonne santé alors qu'il était sous le coup d'une vaccination éprouvante. Deux détails qui suffisaient à expliquer la différence de résistance à l'intoxication… Cette affaire n'a eu aucune suite judiciaire.

Si les dangers de l'oxyde de carbone sont très sous-estimés par la population, que dire des réactions des médecins ! Le cas suivant en donne une illustration.

Un jour, les pompiers sont appelés d'urgence dans un appartement où l'on vient de découvrir un couple inanimé : l'homme est mort, la femme dans le coma. On dirige le premier à l'Institut, la seconde à l'hôpital. A l'autopsie, nous retrouvons tous les signes d'une intoxication aiguë par l'oxyde de carbone et alertons aussitôt le service où la femme a été admise. Le traitement est simple puisque la toxicité de l'oxyde de carbone est due à la fixation du gaz sur les globules rouges qui ne peuvent plus assurer le transport de l'oxygène. Il faut mettre le patient sous oxygénothérapie à forte pression afin de casser la liaison oxyde de carbone-globules rouges. Mais l'intervention doit être rapide, sous peine de complications irréversibles.

Il fallut déployer la plus grande énergie pour convaincre l'interne ! Et pourtant, avant 1968, alors qu'il existait un enseignement pratique de médecine légale à la Faculté, nous insistions de toutes nos forces sur les signes de cette intoxication et sur les moyens d'y remédier. A l'examen de fin d'année, je ne manquais jamais de poser une question sur la toxicité de l'oxyde de carbone...

L'ignorance des praticiens dans ce domaine dépasse parfois tout ce que l'on peut imaginer. Patrick, vingt ans, étudiant destiné à devenir un excellent technicien, rentre un soir chez lui, fatigué, et décide de prendre un long bain... Agacée de le voir s'éterniser dans l'eau, sa mère tambourine à la porte du cabinet de toilette. Pas de réponse : Patrick est inanimé dans la baignoire. Immédiatement appelé, le médecin traitant prévient les pompiers. On met Patrick sous oxygénothérapie et on le transporte à l'hôpital de Bobigny avec un diagnostic de coma stade 1 par intoxication oxycarbonée.

L'interne qui le reçoit note que le malade hurle, se montre très agité. Ni une ni deux, il le fait admettre au « pavillon des agités », en psychiatrie, demande une ponction lombaire et des examens biologiques. Il pense à une hémorragie méningée ! Malgré le mot du généraliste signalant l'intoxication à l'oxyde de carbone, il ne demande aucun examen sanguin et interrompt l'oxygénothérapie. Le chef de clinique qui dirige le service en l'absence du patron passe lui aussi à côté du diagnostic et dirige le jeune étudiant dans le service de neurochirurgie de Sainte-Anne où l'erreur est enfin réparée. On met immédiatement le jeune homme sous oxygénothérapie à forte pression, mais deux jours se sont déjà écoulés... Quand j'examinerai Patrick, cinq ans plus tard, pour constater les séquelles de l'accident, je rencontrerai un jeune homme inerte dans son fauteuil, totalement impotent. Patrick suit les mouvements des yeux, il semble qu'il entend mais il ne parle plus. Il ne peut se vêtir ni manger seul, la détérioration mentale est totale. Les deux médecins responsables de cette inqualifiable erreur ont été déférés devant le tribunal et condamnés pour blessures involontaires.

Une des particularités de l'oxyde de carbone est sa grande affinité avec l'eau. Ce gaz stagne dans les pièces humides, les douches, les salles de bains et s'accumule au ras de l'eau. Avec les années, au fil des multiples accidents que j'ai été amené à constater, je suis devenu un ennemi farouche des chauffe-eau. Au point de faire rire mes amis qui prenaient cela pour une manie. Ma femme connaissait bien ma hantise, ce qui ne l'a pas empêchée de succomber un jour aux délices d'un bon bain et à la traîtrise du gaz asphyxiant.

Nous nous trouvions en Algérie, chez des amis, à Sidi-bel-Abbès. Pendant que ma femme se reposait, j'accompagnai mon camarade sur la place du village voir des anciens de notre régiment. Fatigué, pressé de rentrer, j'éludai les multiples invitations à boire le traditionnel pastis et regagnai la maison de nos hôtes. Il était 11 heures du matin et, pour un mois de mars, la chaleur était déjà accablante. L'appartement de nos amis, situé au rez-de-chaussée d'un petit immeuble, restait relativement frais à l'exception de la salle de bains, orientée en plein midi. Équipée d'un chauffe-eau au gaz, elle disposait pour toute aération d'une grande fenêtre donnant sur une courette. Rendu inquiet par mes fréquentes mises en garde, Marcel recommandait de toujours fermer le robinet du gaz après avoir fait couler l'eau du bain.

De retour à la maison, je me rendis directement dans notre chambre où je pensais que mon épouse se reposait. Ne la trouvant pas, je gagnai la cuisine où Irène, notre hôtesse, préparait le déjeuner. Elle me suggéra d'aller voir dans la salle de bains où Françoise devait terminer sa toilette. Je frappai à la porte, appelai, aucune réponse. La porte était fermée à clef. En écoutant attentivement, je perçus des gémissements et surtout des coups sourds rappelant le bruit des battoirs à linge. Un accident s'était sûrement produit.

Je me précipitai dans la petite cour, cassai les vitres de la fenêtre et sautai dans la pièce : allongée sur le sol le long de la baignoire, Françoise était la proie de convulsions qui la faisaient se frapper violemment la poitrine de ses deux poings fermés. Le robinet de gaz était fermé, de l'eau emplissait la baignoire. Je demandai qu'on alerte l'hôpital et que l'on m'envoie de toute urgence un obus d'oxygène. Très rapidement, un médecin arriva avec l'unique obus de l'hôpital. Ne comprenant pas ce que je voulais en faire, il ne cessait de répéter : « Mais c'est une crise d'épilepsie, c'est du gardénal qu'il faut injecter. » Je les écartai violemment, lui et son diagnostic, et entrepris sur-le-champ l'oxygénothérapie. En l'absence de masque, j'abouchai un entonnoir sur le tuyau. Le temps parut bien long avant que Françoise réagisse. Elle commença par réciter une litanie difficilement compréhensible, puis peu à peu retrouva la conscience : elle était sauvée.

Ma femme se souvient de tous ces instants. Elle dit qu'elle avait gardé toute sa lucidité mais qu'elle ne pouvait réagir. Je lui ai demandé d'évoquer le fil de ses souvenirs : cette auto-observation devrait servir, je l'espère, de signal d'alarme à tous ceux qui s'obstinent à conserver un chauffe-eau au gaz dans leur salle d'eau.

« Quel bonheur, j'ai tout mon temps pour prendre tranquillement un bon bain. Ça y est, la baignoire est presque pleine d'eau très chaude, comme j'aime. Je ferme les robinets d'eau, et aussi celui d'arrivée du gaz comme l'a recommandé l'ami Dauphin, un peu anxieux sur ce chapitre, comme mon mari. Déformation professionnelle !

» Quelles délices qu'un bain chaud ! Je m'y enfonce complètement, ne laissant émerger que le nez et la bouche pour bien mouiller cheveux et cuir chevelu. Puis je m'assieds : un peu de shampooing. Je frotte, ça mousse, je plonge à nouveau la tête en arrière pour rincer, le nez au ras de l'eau. Tiens, curieuse sensation... Ce doit être l'eau dans les oreilles. Deuxième shampooing, deuxième rinçage prolongé au cours duquel je secoue bien mes cheveux.

» Mais qu'est-ce que j'ai ? Ça ne va pas ! Les objets se balancent autour de moi, s'estompent. Un problème d'oreille ? Il vaut mieux que j'en finisse : rapide friction au savon, et debout, sortons de l'eau...

» Je n'en peux plus, je suis si fatiguée, exténuée. Il faut arrêter, arrêter cette gesticulation épuisante, démente. Mais impossible, je ne peux pas. Je frappe le sol des talons dans un pédalage insensé, mes bras s'étendent et se referment sans arrêt, mes poings cognent violemment ma poitrine, et ma tête... ! La nuque cogne les dalles, bruyamment, sert de point d'appui au corps tout entier qui se contracte, s'arc-boute en demi-cercle avant de se relâcher brusquement. Puis ça recommence à une cadence infernale, épuisante.

» Mais je fais une grande crise convulsive ! Moi ! Et je reste lucide, je me rends compte de ce qui se passe. Ça ne colle pas avec l'épilepsie dont je n'ai d'ailleurs jamais souffert...

» Assez ! Je n'en peux plus ! Je vais mourir d'épuisement dans ces convulsions. Noir. Tout est noir, je suis dans le noir. Mais j'entends les coups que font la nuque et les talons contre les dalles, ceux des poings serrés contre le buste. Ils résonnent avec un bruit terrible. Je comprends les voisins de la petite bonne prise de convulsions dans sa chambre du cinquième étage. Exaspérés par le vacarme, ils ont enfoncé la porte : crise convulsive par embolie gazeuse *post-abortum.* Ce ne peut pas être mon cas. Étrange que ma mémoire fonctionne si bien malgré cette gymnastique diabolique. Pas d'angoisse non plus. Pourtant ça ne peut pas durer, je vais mourir, je n'en peux plus.

» Mais ça continue. Tiens, ces coups-là ce n'est pas moi. Ça vient de la porte. On tape dans la porte, on me cherche. Je voudrais crier : impossible. A eux de jouer...

» Des sons cristallins, des éclats de verre. Puis des piqûres sur tout le corps, et ce froid... et cette odeur horrible, de pneu, de caoutchouc... C'est froid. je n'en veux pas. Je me débats, mais on me tient.

» Le noir toujours, mais des sons différents, des voix. Des voix autour de moi. Raymond ? Oui ! Il parle fort : “ Il faut continuer. ” C'est lui qui me maintient la tête dans ce vent, ce froid, cette odeur. Aïe ! ça fait mal cette piqûre dans le dos ! Il faut que je bouge mais on m'en empêche, on m'appuie encore plus fort sur ce qui pique. Il faut le dire, mais impossible de parler. Finies les convulsions pourtant. Essayons : “ P... p... pi... pi... pique... ” Une voix inconnue : “ Épilepsie ! Vous voyez bien, elle-même le dit. ” Mais non, c'est absurde. Je veux dire : “ Ça me pique dans le dos ”. Essayons encore : “ Pi... pi... pi... ” La voix douce d'Irène, tout près de moi : “ Allez-y, faites pipi, ça ne fait rien... ” Je renonce. Je suis fatiguée, fatiguée, mais calme. Les convulsions ont cessé...

» Oh ! une clarté ! Des couleurs, pâles, floues. Ah, ça se précise. Un visage sort de ces vagues lueurs, mais oui, c'est l'ami Dauphin, son bon sourire, ses yeux inquiets, interrogateurs. L'attendrissement m'envahit d'un seul coup. Puis tout s'efface encore, et plusieurs fois.

» Au bout m'attend une immense et agréable fatigue. Ils sont là, tous les trois, Raymond, Irène, Marcel. Je veux parler. Petit à petit, en écoutant leurs récits, mes souvenirs, aigus, précis, se classent, s'ordonnent. Je comprends tout et je m'étonne d'être encore là, vivante.

» J'ai fait une intoxication par oxyde de carbone. Non par le gaz de ville dont le robinet d'arrivée était dûment fermé. Mais par oxyde de carbone à cause d'une combustion incomplète dans le chauffe-eau. A 11 heures du matin il faisait très chaud à Sidi-bel-Abbès, et le tuyau d'aspiration n'assurait qu'un faible tirage. L'oxyde de carbone s'est déposé dans la baignoire, au ras de l'eau, et j'en ai inspiré beaucoup en adoptant cette position pour me laver la tête. Les premiers petits malaises auraient pu m'alerter, mais j'ai commis une erreur de diagnostic ! Lorsque j'ai essayé de me lever, la chance a voulu que je tombe sur le carrelage, pas dans la baignoire.

» Médicalement parlant, il est étonnant que la crise de convulsions ne m'ait pas privée de lucidité. Ma mémoire a fixé pour toujours les gestes exécutés, le bruit qu'ils provoquaient, mon impuissance à faire cesser cette épuisante gesticulation. Le raisonnement en quête d'un diagnostic étiologique était juste, l'évocation de signes cliniques et d'observations médicales était précise et exacte.

» Paradoxalement, si je restais lucide pendant de longs moments j'étais totalement privée de réactions émotives : j'assistais à ce qui m'arrivait, je l'analysais, c'est tout. Les coups frappés à la porte n'ont engendré ni angoisse, ni espoir. Les piqûres ressenties sur tout le corps correspondaient à des sensations exactes provoquées par les débris de la vitre que Raymond faisait voler en éclats. L'odeur affreuse, le vent froid, c'était l'oxygène dirigé sur mon visage par un tuyau de caoutchouc et un entonnoir. Quant à la violente piqûre dans le dos, il s'agissait d'une grosse épingle anglaise qui garnissait le revers de la gabardine dont on m'avait enveloppée et qui s'était ouverte lorsque je me débattais sur le sol.

» Ainsi, tout s'explique. Je n'ai pas rêvé, je ne fabule pas. »

Précisons que Françoise est médecin, un médecin particulièrement averti puisque, comme elle le dit, je lui avais plusieurs fois parlé du danger de l'oxyde de carbone et qu'elle collaborait de près à nos recherches. Pendant son étonnante recherche diagnostique, alors qu'elle gesticulait par terre, elle a écarté avec logique la possibilité d'une crise épileptique ou d'une embolie gazeuse… mais n'a pas pensé une seconde à l'obsession de son mari ! Ma hantise des chauffe-eau s'est transformée ce jour-là en aversion définitive.

XIV

LUCIEN LÉGER : COUPABLE OU DÉMENT ?

— Vous venez de commettre une erreur judiciaire. Demandez donc à M. Taron s'il connaît M. Georges-Henri Molinaro...

La salle d'audience retient son souffle. Yves Taron se lève, très pâle :

— C'est la dernière plaisanterie de Léger. Il est content de la surprise qu'il provoque. Il veut encore nous salir, moi et ma famille.

Une dernière fois avant de disparaître derrière les barreaux, Lucien Léger brouillait les cartes et proposait un ultime coup de théâtre en guise d'épilogue. Il était près de 20 heures, ce 9 mai 1966. Léger venait d'être condamné à la réclusion criminelle à perpétuité pour l'assassinat de Luc Taron, deux ans auparavant, et lançait une ultime accusation contre les parents de sa petite victime.

Je ne crois pas avoir jamais rencontré d'homme aussi pervers, aussi cruel que ce tueur à l'apparence terne qui, dès le lendemain du crime et pendant les longs mois que dura son instruction, s'amusa à répandre la terreur dans la foule et à maintenir sur le gril l'homme et la femme dont il avait tué l'enfant unique.

Huit spécialistes psychiatres et neurologues ont été mobilisés pour évaluer le degré de responsabilité de l'assassin, sans parvenir d'ailleurs à s'accorder. Quant à moi, j'ai été commis, avec mon collègue Deponge, pour déterminer les causes de la mort du petit Luc. Nous avons dû ensuite intervenir à plusieurs reprises, à la demande du juge, pour donner un avis sur les nombreux écrits envoyés à la presse par celui qui signait « l'Étrangleur », sur les multiples versions qu'il a données des faits, certains détails médico-légaux ne cadrant pas avec ses explications. Je l'ai également examiné en prison, et si je n'ai jamais eu à formuler d'avis psychiatrique, j'ai lu et commenté pour le juge les rapports des psychiatres. L'étrangeté du personnage illustre à merveille les incertitudes que suscite l'application de l'article 64 du Code pénal, en fonction duquel « il n'y a ni crime ni délit si le sujet était en état de démence au moment des faits ». Le cas Léger fut sûrement l'un des plus complexes que des jurés — toujours un peu perdus parmi les spécialistes qui se succèdent à la barre — aient eu à juger. Deux éléments exceptionnels s'y glissaient. D'abord, Léger était infirmier dans un établissement psychiatrique : non seulement il connaissait l'article 64 et savait comment s'en servir mais il s'était constitué une réserve personnelle d'excitants et de tranquillisants qu'il consommait *larga manu.* Ensuite, les neurologues ont montré qu'il souffrait d'une forme fruste de la maladie de Friedrich, une affection dégénérative du système nerveux. Les petites anomalies décelées ne suffisaient toutefois pas à expliquer son acte soudain de démence. Mais Léger sut faire feu de tout bois pour provoquer, chez tous, un sentiment de malaise et d'incertitude...

Le petit Luc fut découvert, au matin du 27 mai 1964, par un habitant d'Igny, dans la forêt de Verrières-le-Buisson. Il gisait sur le dos, les jambes croisées, recroquevillé sur lui-même, un pied déchaussé ; le soulier manquant se trouvait à quelques mètres. Son visage portait des traces de terre et quelques feuilles restaient collées autour du nez. Le médecin appelé sur place vers 7 h 10 trouva le corps encore souple et chaud et déclara aux policiers qu'il avait vu la rigidité se constituer : le meurtre ne datait donc que de quelques heures. Personne dans les environs ne connaissait ce gamin âgé d'une douzaine d'années, vêtu d'un polo bleu et d'une culotte grise à bretelles.

Le petit garçon fut conduit à la morgue d'Orsay et nous fûmes chargés, Deponge et moi, de l'autopsie, de celles que l'on n'oublie jamais. Le visage de Luc était violacé, couvert, ainsi que ses épaules, de « pétéchies » (petites piqûres rouge vif qui ressemblent à celles d'une puce et apparaissent lors d'une asphyxie). Des ecchymoses et des écorchures marquaient le cou et la nuque, mais l'examen montra qu'il n'y avait que de discrètes lésions en profondeur. En revanche, de l'humus et des débris de feuilles mortes avaient pénétré dans la bouche, les narines et le pharynx. L'enfant n'a pas été étranglé mais étouffé, le visage contre le sol (quelques ecchymoses marbraient le front) ; en faisant de violents efforts pour respirer, il a inhalé la terre du sous-bois.

Compte tenu de ces observations, nous écrivîmes : « Le mécanisme paraît être le suivant : le cou étant maintenu par une prise manuelle, l'autre main a fortement appuyé le visage contre le sol. » Le garçon n'a subi aucune violence sexuelle et l'analyse toxicologique, négative, prouve qu'il n'a avalé ni drogue, ni médicament…

La petite victime fut identifiée dans la soirée : il s'agissait de Luc Taron, onze ans, dont les parents avaient signalé la disparition le matin même et que le père est venu reconnaître à Orsay. « Mon fils était assez facilement irritable. Il avait déjà fait deux fugues au début de l'année mais il revenait toujours très vite. Hier, il a chipé un peu d'argent à sa mère qui l'a grondé. Il a disparu après le goûter vers 17 h 45. Nous pensions qu'il allait rentrer et nous ne nous sommes pas trop inquiétés », précisa M. Taron.

Le meurtre d'un enfant émeut toujours profondément l'opinion publique. Dans la région de Verrières-le-Buisson, le bois où fut découvert Luc ne jouissait pas d'une excellente réputation. « Il s'y passe de drôles de choses la nuit tombée », racontaient les riverains. Les parents des environs, inquiets, redoublèrent de précautions après le meurtre et attendirent avec une impatience anxieuse que la police retrouve l'assassin. Leur angoisse allait gagner la région parisienne tout entière car les médias furent bientôt submergés par des messages menaçants que leur adressait un mystérieux correspondant : il revendiquait l'assassinat du petit Luc et annonçait d'autres rapts d'enfants.

Début juin, une semaine après le crime, le jour où l'on enterrait l'enfant à Mandres-les-Roses, en Seine-et-Oise, les habitants d'Ile-de-France apprirent par la presse qu'ils n'avaient pas fini de trembler. « Ce sera la rançon ou la mort », clamait celui qui devait bientôt devenir célèbre sous la signature de « l'Étrangleur ». « Tous les parents doivent être vigilants », conseillaient en retour les policiers qui avaient décidé, après quelques jours de silence, d'avertir la population du danger. En fait, le premier message de l'Étrangleur a été identifié dès le 26 mai, quelques heures après que M. Taron a reconnu son fils à la morgue d'Orsay ! C'est un automobiliste qui découvrit, vers 23 h 30, un papier glissé sous les essuie-glace de sa 2 CV, garée rue de Marignan, où l'on pouvait lire : « Message urgent : affaire du bois de Verrières. » Le propriétaire de la voiture, qui n'avait pas encore entendu parler du meurtre, crut à une plaisanterie, fourra le papier dans sa poche et n'y pensa plus. Apprenant la nouvelle, le lendemain matin, il apporta immédiatement la missive à la police. Celle-ci venait juste d'être avertie d'un coup de téléphone anonyme adressé au rédacteur d'une radio périphérique : quelqu'un revendiquait le meurtre du petit Taron et annonçait le dépôt d'un message sur le pare-brise d'une voiture. Les policiers prêtèrent donc la plus grande attention à la lettre que leur apportait l'automobiliste. Voici ce qu'elle disait :

« Après avoir demandé une rançon qui m'a été refusée par le père du petit Luc, j'ai emmené celui-ci à Palaiseau. Je l'ai étranglé à 3 heures du matin. C'est un avertissement pour le prochain rapt. La rançon ou la mort. Je vous donne les preuves que je suis bien l'assassin : l'enfant portait une veste côtelée marron clair. Il avait sur lui un petit illustré. Il m'a dit être né en mai 1953 et que son père avait une voiture Ariane. Il avait du mercurochrome sur les jambes et je l'ai trouvé au métro Villiers. Le père porte la responsabilité de ce qui est arrivé. M. X. »

M. X. était-il réellement l'assassin ou s'agissait-il encore d'un détraqué qui connaissait bien la famille

Taron et se vantait d'un crime qu'il n'avait pas commis ? Désireuses de ne pas affoler la population, les autorités demandèrent d'abord le silence aux médias. Puis, devant la menace que constituaient les avertissements de ce sinistre X., il fallut bien les divulguer.

Dès la réception des premières missives, fin mai, on nous demanda de vérifier si le jeune garçon avait effectivement du mercurochrome sur les jambes. En effet, comme l'ont dit les parents de Luc, « l'enfant portait bien une tache de mercurochrome sur la jambe gauche ». Désormais, les messages allaient se succéder à une cadence délirante. M. X. inondait Paris de pneumatiques, de lettres et de coups de fil de plus en plus menaçants : les rapts d'enfants se multiplieraient, il exécuterait sans pitié tous ceux dont les parents refuseraient de verser une rançon. M. X. devait se transformer en XX, puis XXX (pour signaler ses meurtres successifs) avant de signer pour la première fois l'Étrangleur, le 3 juin. En quatre semaines, il envoya 55 messages à la police, à la presse mais aussi aux parents Taron, se vantant de crimes imaginaires, poursuivant de sa vindicte le père de Luc qu'il aurait, dit-il, contacté à 2 heures du matin puis rencontré à 5 heures : « Il n'a pas voulu payer, il est responsable. » Et de vitupérer « les imposteurs » qui voudraient s'approprier les crimes présents et à venir, de donner de plus en plus de détails sur l'assassinat du petit garçon.

Les lettres de l'Étrangleur ont eu trois conséquences immédiates. En premier lieu, la panique s'installa en Ile-de-France. « Nous lançons un cri d'alarme : attention à vos enfants », avaient déclaré les policiers. La tension montait sans cesse, elle gagna même la province où, pensait-on « le sadique » avait pu se réfugier. Par ailleurs, les enquêteurs s'intéressèrent de près aux parents Taron. Interrogés sans répit trente-six heures durant, ils nièrent désespérément avoir reçu une demande de rançon et, bien entendu, avoir rencontré le ravisseur. Relâchés, ils furent longtemps suspectés de ne pas avoir dit toute la vérité sur leurs éventuelles relations avec l'assassin. On ordonna même une perquisition à leur domicile, on saisit de nombreux documents manuscrits pour les comparer aux lettres de l'Étrangleur. Démarche peut-être nécessaire aux besoins de l'enquête, mais insupportable pour un couple durement frappé.

Enfin, troisième conséquence, nous fûmes chargés par M. Seligman, le juge d'instruction chargé de l'affaire, d'étudier attentivement les messages lancés dans la presse et d'apprécier, en fonction de ce que nous pouvions savoir des circonstances du meurtre, si l'Étrangleur était réellement l'assassin de Luc. Après tout, rien, dans les détails livrés par son premier message, ne démontrait qu'il était bien l'auteur du crime. Il y parlait du blouson de l'enfant, d'un illustré, mais ne donnait aucune preuve irréfutable de sa participation directe au drame du 26 mai. Les précisions qu'il apportait ne laissaient cependant qu'une alternative aux enquêteurs : il s'agissait soit d'un familier qui s'amusait sadiquement au détriment des parents, soit du meurtrier.

Vers la mi-juin, les lettres commencèrent à faire directement allusion aux instants qui avaient précédé la mort de Luc. En voici quelques extraits :

« Arrivés à Verrières, vers 3 heures, Luc dormait sur la banquette... je lui ai dit... viens dans le bois faire pipi avant de dormir. Il est venu très facilement et nous avons pénétré dans le bois... j'étais derrière lui. Je lui ai appliqué mes mains sur le cou et avec mes doigts j'ai serré, serré. Il s'est plié en deux et s'est laissé tomber sur le sol. De peur qu'il ne crie, je lui ai plaqué le visage dans la terre et il a mis au moins dix minutes à mourir en râlant. Je sentais son cœur battre sur ses carotides. Lorsqu'il se fut arrêté de battre, j'ai lâché p'tit Luc. Ses mains étaient déjà froides. Je suis reparti vers Paris... »

« Je suis d'un milieu très évolué et je ne manque pas d'intelligence. Je suis sûr de l'impunité car la police ne peut rien contre moi, même avec les indices vrais que je lui ai donnés... Il est plus facile d'étrangler de face avec les pouces sur le larynx mais moi je l'ai fait de l'arrière avec les quatre doigts. C'est pour cela que ça a été plus long. Mais je mérite tout de même le nom d'Étrangleur car mon but était bien d'étrangler Luc en lui serrant le cou... »

« ... relâché mon étreinte car j'avais des crampes dans les doigts. Il a relevé la tête et j'ai eu peur qu'il ne crie. Alors, je lui ai frappé la tête par deux fois avec mon poing. »

Ce dernier détail a supprimé les derniers doutes : Luc portait effectivement deux traces de coup sur le front. Les autres assertions de l'Étrangleur corroboraient la réalité : une strangulation n'est jamais immédiate, surtout quand la « prise » se situe au niveau de la nuque, et la suffocation induit une mort lente. Nous étions encore les seuls à le savoir, mais avec une certitude absolue : l'Étrangleur avait bien tué Luc Taron. Dès ses premières révélations, nous le soupçonnions fortement car il faisait état de circonstances et de lésions inconnues de la presse et des magistrats puisque notre rapport n'était pas encore déposé. Une fois convaincus, nous informâmes immédiatement le Parquet, explications à l'appui. Les missives suivantes allaient renforcer notre conviction. L'assassin y faisait même des recommandations directes, furieux que les journaux aient dénoncé sa folie :

« Rappelez bien ceci aux médecins légistes : Luc a été étranglé par mes mains qui l'ont serré par-derrière. J'avais des ongles assez longs qui ont dû laisser des traces surtout sur le côté avant droit du cou. Luc est mort par suffocation bien sûr mais aussi par arrêt de la circulation sanguine dans le cerveau car je lui comprimais les carotides, sur lesquelles je sentais le cœur battre. Je ne sais pas s'il faudra encore des preuves que c'est bien moi l'assassin ! »

Le blouson et l'illustré de Luc furent retrouvés par des passants aux endroits indiqués dans les lettres...

L'enquête était dirigée par le commissaire divisionnaire Samson, un « fin limier » que je connaissais bien car je le voyais souvent à cette époque, en raison des affaires criminelles que me confiait le Parquet de Versailles. Les moyens les plus importants furent mis en œuvre, proportionnels à l'émotion et à l'indignation de l'opinion publique : 120 policiers se relayaient sans discontinuer pour vérifier témoignages et pistes diverses. Mais ils n'allaient pas assez vite pour l'Étrangleur qui piaffait d'impatience dans son anonymat. D'abord spectateur irrité par l'incapacité policière, l'inquiétant personnage allait se transformer en acteur.

Le mardi 26 juin, un mois jour pour jour après le crime, un commissariat d'arrondissement enregistra une plainte banale : « Léger Lucien, né le 30 mars 1937, porte plainte pour vol de sa 2 CV, garée près de son domicile, une chambre dans un hôtel de la rue de Latour-Maubourg. Il a commis l'imprudence, dit-il, de laisser la clef de contact sur le tableau de bord. » Il n'y avait guère de chance que le volé retrouve son véhicule !... Mais il eut de la chance. Il retourna au commissariat le 1er juillet où il déclara : « J'ai reçu un coup de téléphone de l'Étrangleur à mon travail. Ma voiture était dans un parc de stationnement à Viry-Châtillon. Je m'y suis rendu. J'ai effectivement retrouvé ma voiture. Il y avait du sang. Du sang humain car je l'ai fait analyser à l'hôpital où je travaille... »

Dans les jours qui suivirent, l'Étrangleur allait longuement parler de la voiture de Lucien Léger « qui m'a permis d'assassiner un truand de Pigalle dont j'ai laissé le corps à Corbeil ».

La police ne retrouva pas de cadavre, mais Lucien Léger tenait la vedette. Les journaux, la radio s'emparèrent de ce nouveau témoin. On le photographia devant sa voiture, il donna longuement ses impressions sur l'affaire. Tant et si bien qu'à la Brigade criminelle on se mit à regarder d'un autre œil cet homme de vingt-sept ans, petit, costaud, infirmier psychiatrique à Villejuif et qui aimait si manifestement la presse.

Le commissaire Poinblanc convoqua le prolixe témoin pour un interrogatoire serré. Il en obtint des réponses incohérentes qui incitèrent les enquêteurs à aller perquisitionner rue de Latour-Maubourg. Ils découvrirent dans la chambre de Léger un pistolet 6.35, un magnétophone, un portrait-robot de l'Étrangleur sur lequel Léger avait dessiné ses propres lunettes, des coupures de journaux relatant toute l'affaire, la liste des quotidiens et des stations de radio ayant reçu des messages de l'assassin, du papier à lettres et des enveloppes identiques à ceux reçus par la presse, et enfin, preuve irréfutable dont aucun auteur de roman policier n'aurait osé se servir, la moitié d'une photographie dont l'autre fragment avait été envoyé par l'Étrangleur à la police !

Le 6 juillet à 9 h 30, Léger avouait son crime. Il avait rencontré Luc au métro Étoile. L'enfant ne voulait pas rentrer chez lui car sa mère allait le gronder. L'homme l'emmena faire un tour en voiture puis, comme le petit garçon refusait toujours de regagner son domicile, ils roulèrent dans la banlieue, se perdirent, finirent par échouer dans le bois de Verrières où l'enfant descendit faire pipi. Là, Léger le suivit puis l'étrangla.

Il raconta le drame en pleurant à chaudes larmes mais, sitôt sorti du bureau du commissaire Samson, se mit à parader devant les journalistes. Une fois incarcéré, il écrivit à sa femme Solange, une des malades internés à l'hôpital psychiatrique de Villejuif où son mari était employé : « *J'en suis arrivé là où je voulais : être célèbre. Tu as maintenant un mari connu de tout le monde. Je suis l'Étrangleur. Maintenant je vais écrire mes Mémoires. Cela se vendra très cher.* »

Le 7 juillet, l'Étrangleur fut transféré à la prison de Versailles. Avant de rencontrer le juge Seligman, chargé du dossier, il lui fallut affronter la foule qui l'attendait devant le tribunal, le couvrait de menaces et d'injures. Certains essayèrent même de le frapper. Il échoua, sanglotant, dans le bureau de M. Seligman...

A la demande du juge, j'examinai Léger en prison. Petit, 1,61 mètre pour 62 kilos, il m'apparut strictement normal tant sur le plan physique que neurologique, mais je le trouvai un peu déprimé, répondant par monosyllabes à mes questions. A l'extérieur, la foule manifestait bruyamment sa colère alimentée par les récits des journaux racontant l'enfance, l'adolescence, le mariage et la vie quotidienne de Lucien Léger jusqu'au crime.

Le 9 juillet allait être une dure journée pour l'inculpé. Dès le matin, un service d'ordre quadrillait le tribunal de Versailles. Au début de l'après-midi, assisté de son avocat, Me Maurice Garçon, Léger fut confronté à

M. Taron, accompagné de son conseil. Pour éviter tout mouvement de foule, le détenu rejoignit le palais de justice par un couloir qui fait directement communiquer la prison et le tribunal. La mère du petit garçon a refusé d'accompagner son mari : « Rien ne me contraindra à rencontrer l'assassin de mon fils », a-t-elle déclaré aux journalistes.

Au cours de cet entretien de 10 minutes, Léger, le nez chaussé de lunettes fumées, confirma ses aveux sans jamais regarder le père avec qui il n'échangea pas un mot... Le juge avait prévu que la reconstitution du crime aurait lieu le soir même, sans trop en préciser l'heure afin d'éviter au maximum les curieux. Au dernier moment, il décida d'accompagner d'abord le prisonnier dans sa chambre de l'hôtel de France, boulevard de Latour-Maubourg, puis de refaire avec lui le parcours qu'il avait effectué jusqu'au métro.

Pendant ce temps-là, je piétinais en compagnie du commissaire Samson dans le bois de Verrières. Le secteur avait beau être surveillé par plus de 300 C.R.S., les routes barrées par des camions militaires, les allées obstruées par des grilles, les curieux tentaient, à travers champs et taillis, de se faufiler jusqu'au lieu du drame. Il faisait frais pour un 10 juillet et nous dûmes attendre le fourgon cellulaire jusqu'à 23 h 30.

Un mannequin a été placé devant le chêne où reposait le petit Luc. Mimant la scène, Léger saisit le pantin par le cou, serra, puis le reposa face contre terre et se releva. Stop ! quelque chose ne « collait » pas. « Luc a été retrouvé sur le dos, jambes croisées », expliquai-je à M. Seligman.

Lorsqu'il s'est affaissé sur le sol, alors que Léger lui serrait le cou par-derrière, il est tombé face contre terre, entraînant son agresseur sur le sol. Il a suffoqué, le nez dans l'humus du sous-bois, pendant que la main gauche de Léger lui serrait le cou, que la main droite maintenait la pression sur sa tête. Logique. Mais ensuite, il a bien fallu que quelqu'un retourne le corps puisqu'on l'a retrouvé sur le dos, jambes croisées, le lendemain matin. Puis je précisai que, lors d'une autopsie, on place d'abord le cadavre sur le ventre afin d'examiner le dos. Il faut ensuite le retourner, manipulation facile au niveau du tronc, un peu plus difficile pour les bras... quant aux jambes, elles se croisent toujours naturellement et il faut les faire glisser l'une sur l'autre pour les dégager. Léger ne serait-il pas revenu sur les lieux pour s'assurer de la mort de l'enfant, retourner son corps avant de s'enfuir sans prendre le temps de décroiser les jambes ?

Léger contesta cette version. A la fin de la reconstitution, il allait encore s'écrouler en larmoyant — « Non, non, pas ça... » — en proie apparemment à une vive émotion. Pourtant son cœur, ausculté aussitôt, battait à un rythme normal.

Les interrogatoires suivants donneraient lieu à des variations infinies sur le même thème. L'inculpé affirma successivement avoir commencé à serrer le cou du petit garçon, avant de partir en courant, parce qu'il avait eu « peur d'avoir fait mal » (!!!), puis de revenir chercher Luc qu'il n'aurait pas retrouvé sous l'arbre. Il aurait vu un homme en bleu sortir du bois... Quand une question l'embarrassait, un « trou de mémoire » l'éludait fort à propos, défaillance contrastant curieusement avec la précision clinique des lettres envoyées par l'Étrangleur...

Fin octobre, Léger proposa une nouvelle version au juge Seligman. Son seul souvenir était d'être tombé avec l'enfant. Après quoi, l'amnésie totale. Plus tard, il se voyait se relever, se rappelait que l'enfant n'était plus à ses côtés et qu'il s'était enfui droit devant lui... Puis, pour la première fois, l'infirmier en psychiatrie fit état des pertes de connaissance et des amnésies brutales qui l'affligeaient depuis des années. Il avait même élaboré son diagnostic : il souffrait de « crises psychomotrices » d'épilepsie, état pathologique bien connu des neurologues, où le malade ne tombe pas, n'a pas de convulsions, mais accomplit dans un état second des gestes automatiques parfois très violents, sans en avoir conscience. La révélation était d'importance. Si les experts confirmaient son diagnostic, l'infirmier bénéficierait de la protection de l'article 64 du Code pénal en vertu duquel, rappelons-le : « Il n'y a ni crime ni délit lorsque le prévenu était en état de démence au temps de l'action ou lorsqu'il a été contraint par une force à laquelle il n'a pu résister. » Or, invoquer l'article 64 constitue toujours un assez bon système de défense.

Miracle, le 5 novembre, Léger recouvrait partiellement la mémoire lors d'une nouvelle reconstitution dans le bureau du juge : « *Je prétends avoir tué l'enfant devant l'arbre où il s'était arrêté pour uriner car j'ai la parfaite vision de cet arbre au moment où une force irrésistible* (toujours cet intéressant article 64) *m'a poussé à lui serrer des deux mains le cou sans que je puisse rien faire pour m'arrêter... je me revois reprenant conscience accroupi sur le corps de l'enfant ayant toujours une main autour de son cou, mais à ce moment, il était allongé ventre et figure contre la terre et j'étais plutôt à genoux mais les deux mains toujours crispées autour de son cou...* » A-t-il ensuite retourné le corps ? Non...

Le 12 janvier 1965, nouvelle confrontation épuisante

avec Lucien Léger. Cette fois, il n'arrivait plus à se souvenir ce qu'il avait fait de sa main gauche. Dix jours plus tard, Me Maurice Garçon déposa dans les mains du juge d'instruction un mémoire où il formulait les plus expresses réserves quant à la culpabilité de son client : « *Il est, sans conteste, l'auteur des lettres de l'Étrangleur. Il s'est livré lui-même à la justice par ses excentricités et sa mythomanie. Aussitôt arrêté, il a passé des aveux à la police. Les aveux paraissaient circonstanciés et il ne semblait plus rester de doute sur la culpabilité du meurtrier. L'instruction contient cependant une grave lacune. Il n'existe aucun témoin du crime et tout se réduit aux aveux d'un individu dont même les experts admettent que le comportement révèle un certain déséquilibre mental.* »

Déponge et moi étions bien placés pour savoir que Léger ne fabulait pas quand il signait l'Étrangleur : comment aurait-il inventé ce qu'il avait révélé si précisément ?

— Maintenez-vous l'avoir tué vous-même ? finit par demander M. Seligman à l'inculpé.

— Oui, bien sûr, répondit le petit homme.

— Ah, non, je ne suis pas l'assassin de Luc », se révoltait le même petit homme cinq mois plus tard C'est M. Henri qui a fait le coup.

« Allons bon, quel Henri ? » devait se demander le juge sans doute excédé des incessantes tergiversations de son interlocuteur

— J'étais à la terrasse d'un café place de Rennes. Je rédigeais des poèmes. J'ai été interpellé par un homme assis à côté de moi. Il se prénommait Henri, avait quarante-deux ans. Il était grand, au moins 1,80 mètre Nous nous sommes revus souvent avec M. Henri qui habitait boulevard Saint-Germain. Le 27 mai, il m'a appelé à mon hôtel. Il avait des ennuis avec un certain Taron. Pour se venger, il avait kidnappé la veille l'enfant de cet homme pour le perdre dans la région de Palaiseau. Mais en descendant de la voiture, le gamin avait crié. Son ravisseur prit peur et jeta l'enfant sur le bord de la route pour l'étouffer avant de l'abandonner dans un bois.

— Pourquoi vous a-t-il téléphoné à vous ? demanda le juge déjà résigné à un nouveau discours logorrhéique.

— Il m'a demandé de recopier une lettre qui serait adressée à la police, donnant tous les détails sur la mort de l'enfant. Cette lettre ne devrait pas porter de signature et serait rédigée à la première personne du singulier.

Suivit un long discours embrouillé, que redoutaient secrètement tous ceux qui, depuis des mois, subissaient les interminables confidences de l'infirmier... Chaque fois, elles entraînaient d'aussi interminables vérifications qui n'aboutissaient jamais.

M. Taron aurait été compromis dans une histoire de mœurs (Henri semblait plus attiré par les hommes que par les femmes) et l'homme du boulevard Saint-Germain voulait se venger ou le faire chanter, on ne savait pas trop. Léger, bon cœur, accepta la mission. Il ne revit plus jamais le maître chanteur, mais il s'était pris au jeu et avait créé le personnage de l'Étrangleur, ce qui lui valut un coup de téléphone d'Henri : « Arrête de faire l'imbécile. »

Tout ce qu'il pouvait savoir de l'affaire, il l'a appris dans les iournaux. Ainsi, Henri ne lui a jamais parlé du bois de Verrières... Il se mit ensuite à accuser les policiers de lui avoir extorqué des aveux lors d'un très long interrogatoire mené sans ménagement. Il a signé tout ce que l'on voulait puisque la brigade criminelle lui assurait qu'il était malade, en état de démence au moment des faits (encore l'article 64...) et qu'il ne comparaîtrait pas devant les tribunaux...

M. Henri resta bien sûr introuvable, alors que Léger assurait : « Il est très connu des gens du café, tout le monde l'appelait M. Henri, M. Henri. » Entre ces affirmations, ces digressions, les attaques permanentes contre Taron que l'inculpé poursuivait d'une vindicte incompréhensible, comment ne pas finir par y perdre son latin ?

Les psychiatres ont depuis longtemps perdu le leur ! Un premier collège avait examiné l'infirmier en juillet et en novembre 1964 avec pour mission de préciser s'il était en état de démence au moment des faits et de relever d'éventuelles anomalies mentales ou psychiques à même d'atténuer sa responsabilité. Les experts durent ensuite évaluer la dangerosité et les facultés de réadaptation de l'inculpé, estimer l'opportunité d'un placement en hôpital psychiatrique. Les Dr Béhague, Cénac et Dublineau s'entourèrent prudemment d'un aréopage de neurologues et de radiologues avant d'éplucher le dossier Léger. Le quidam ne quittait plus ses lunettes fumées : « On ne peut saisir son regard. Si on lui demande de les enlever, il répond qu'il ne peut supporter la lumière... » D'après les renseignements pris dans la famille, le père de Lucien Léger était un homme faible et inconsistant, sa mère se montrait sévère, brutale, violente. Trois de ses cousins ont été internés en psychiatrie. Parmi les éléments « marquants » de sa vie, les experts relevèrent : une

« insolation » à Colomb-Béchar durant son service militaire ; un mariage avec la sœur d'un camarade de régiment, Solange, dont il a demandé la main par écrit, sans la connaître (Solange fut hospitalisée en psychiatrie trois ans plus tard, en 1962, pour « névrose hystérique et toxicomanie ». Elle confia aux médecins que sa vie avec Léger avait été un calvaire, qu'il avait plusieurs fois tenté de l'étrangler au cours de leurs relations sexuelles) ; des maux de tête incessants, des vertiges, des pertes de conscience, remontant, d'après Léger, à son « insolation » ; une excessive consommation d'excitants et de calmants ; l'existence de symptômes de la maladie de Friedrich : pieds creux, déformation de la colonne vertébrale, et un « ostéome », prolifération osseuse de la région frontale du crâne... La maladie de Friedrich est une affection dégénérative du système nerveux. Très rare, elle provoque des troubles de l'équilibre mais ni épilepsie, ni modifications psychiques, *a fortiori* quand elle se manifeste sous une forme atténuée.

Le problème posé en fait aux experts était le suivant : si l'os frontal du sujet s'était épaissi, pouvait-il, en comprimant le cerveau, avoir provoqué des crises d'épilepsie particulières, les fameuses crises psychomotrices décrites par l'inculpé lui-même ? Bien que l'activité cérébrale parût tout à fait normale à l'électroencéphalogramme, les radiologues estimèrent que, sans parler de compression cérébrale, il existait sans doute un certain degré d' « irritation ». Les psychiatres se fondèrent alors sur les déclarations de Léger pour détecter une éventuelle épilepsie. « Il ne cesse, depuis des années, de ressentir des absences, des vertiges et pertes de connaissance », lit-on dans leur rapport. Mais ils ne furent pas dupes : « Aucune des descriptions n'offre des signes indubitables d'épilepsie… plutôt d'un tableau de crise névropathique. » Étant donné les réserves des radiologues, ils conclurent toutefois : « On ne peut, scientifiquement parlant, écarter l'hypothèse de crises épileptiques… Pour ce qui est de l'acte homicide, les circonstances dans lesquelles il s'est déroulé ne permettent pas d'éliminer au-delà d'un certain moment l'apparition éventuelle d'une manifestation d'ordre épileptique entraînant un état crépusculaire avec obscurcissement de la conscience des actes durant un certain temps. »

C'est après avoir pris connaissance de ce premier rapport que Me Garçon rédigea son mémoire, en demandant qu'on se penche plus sérieusement sur la possible relation entre crise d'épilepsie et possibilité d'actes délictueux. La réponse du deuxième collège d'experts allait le décevoir. Les Dr Roumajon, Heuyer, Petit-Dutaillis affirmèrent que Léger n'était pas un mythomane mais un menteur. Dans la mythomanie, un état pathologique de l'imagination, le mensonge est gratuit, pas utilitaire. Or l'inculpé n'était pas dupe de ses racontars et s'en servait pour sa défense. Léger n'était pas non plus épileptique : aucun témoin n'avait jamais constaté chez lui la moindre perte de connaissance. Les crises qu'il alléguait servaient toujours un but : être réformé de l'armée, obtenir une pension. Les médicaments qu'il disait absorber à doses massives n'étaient pas de nature à calmer mais plutôt à exacerber migraines et crises d'épilepsie. Or personne ne se souvenait l'avoir vu souffrir de ces symptômes à l'hôpital de Villejuif. Enfin, Léger ne pouvait prétendre avoir oublié ce qu'il avait fait dans le bois de Verrières tout en reconnaissant qu'il était bien le signataire des lettres de l'Étrangleur.

Les experts citaient pour finir un document particulièrement intéressant découvert fin 84 chez Léger : *Le Journal d'un assassin,* ébauche de roman imaginé par l'élève infirmier relatant l'histoire d'un homme qui, tard dans la nuit, tue gratuitement deux passants ; le lendemain, les journaux consacrent leurs colonnes aux crimes mystérieux, la police est sur les dents. Et Léger d'écrire :

« J'avance lentement sur le trottoir étroit du boulevard de Latour-Maubourg. Je marche en direction de la Seine. Il est 2 heures du matin. Je serre la crosse de mon revolver. Ma main est crispée, le doigt sur la détente et le tout dans la poche de ma gabardine... Le boulevard est désert, la rue aussi. Tiens, quelqu'un s'avance vers moi. Un attardé. Ma victime. Il passe à côté de moi. Je tire. Il s'affaisse. Je continue d'avancer. Personne n'a réagi. La rue est toujours déserte. J'avance vers la Seine après avoir tué pour rien le plus seul des innocents passants... 8 heures ce matin, j'achète cinq journaux... Je feuillette vainement les quatre premiers. Rien. Voyons le dernier. Ouf. Dernière minute en bas de la dernière page : " Nous apprenons qu'un passant a découvert... le corps d'un employé de la R.A.T.P. " Pas gros comme article ! »

Si l'on en croit le deuxième collège de psychiatres : « Le meurtre de Luc Taron réalisait le projet exprimé dans *Le Journal d'un assassin.* Nous concluons que les actes homicides n'ont pu être réalisés au cours d'une crise épileptique... Léger n'était pas alors en état de démence, mais étant donné son milieu familial, ses tendances à la vanité, à l'agressivité, à la malignité, l'existence de stigmates anatomiques dégénératifs, il est légitime de lui reconnaître une responsabilité atténuée. Cependant, sa lucidité, sa conscience de la situation ne doivent faire admettre qu'une légère atténuation de sa responsabilité »...

Alors, obscurcissement passager de la conscience ou lucidité lors de l'acte criminel? Les deux collèges d'experts allaient soutenir leur thèse lors du procès qui s'ouvrit à la cour d'assises de Versailles le 4 mai 1966. Mais ce fut une banale péripétie, bien falote à côté des multiples foucades et reparties déconcertantes de Léger, qui allait maintenir un climat de tension permanente dans le prétoire avant le bouquet final. Le président Braunschweig, homme pondéré et soucieux d'équité, menait les débats. Le procureur Lajaunie, avocat général, était connu pour sa modération... Quant à Me Garçon, découragé par l'attitude de son client, il avait préféré céder la place à Me Albert Naud, un ténor du barreau...

« Faut-il tenter un essai de portrait? Sur le moment, lorsqu'il est apparu, l'attention a d'abord été fixée par le costume gris pâle qu'il portait et par la coquetterie mise à arborer cravate et pochette rouges. Ce n'est qu'après qu'on a scruté le visage asymétrique, recherché ce regard effacé dans des orbites charbonneuses, approfondi les traits assez lourds, le pli au côté gauche de la lèvre. C'est ensuite également que sont apparues l'aisance et même les apparences d'une tranquillité dans le maintien, un peu plus tard de la découverte de la voix, posée, sans éclats. C'était donc cela Lucien Léger? » écrit Jean-Marc Théolleyre dans *Le Monde*.

Oui, c'était cela Lucien Léger. Et le public, comme les jurés, comme même m'a-t-il semblé, les magistrats, restèrent fascinés par le mystère que constituait cet homme buté qui s'accrochait à un système de défense absurde dont rien ne pouvait le faire démordre. Les experts qui se succédaient à la barre faisaient à peine diversion tant l'intérêt restait fixé sur le banc de l'accusation. Quelques différends m'opposèrent au médecin généraliste qui avait découvert le corps de l'enfant et qui, ayant constaté que les vêtements n'étaient pas dérangés, que le sol ne portait aucune trace de lutte, remettait en cause la thèse de la suffocation. Ce confrère ignorait totalement les mécanismes de l'asphyxie où la victime peut fort bien être totalement inhibée par une agression surprise et perdre rapidement connaissance...

Après quatre jours d'audition, après les dépositions de Mme Taron, pâle, fermée, de son époux, qui répondait sèchement aux agressions de l'accusé, et d'une centaine de témoins appelés à la barre, Lucien Léger n'a pas varié d'un iota : « Le coupable, c'est Henri. Demandez à M. Taron, il sait. » Le président Braunschweig (très ému, d'après les journaux) supplia l'inculpé de dire tout ce qu'il savait :

— Ne croyez-vous pas qu'il est temps de mettre fin au roman de l'Étrangleur ? Si Henri existe réellement, c'est le moment de nous donner les moyens de le retrouver. Sinon, s'il n'existe pas, il faut aussi le dire... les parents de Luc ont le droit de savoir.

— Je ne dirai rien, répliqua Léger. M. Taron sait de qui je parle. Moi, j'attendrai la sentence pour tout révéler, pour montrer que la cour d'assises peut se tromper.

— Nous sommes en plein délire, déplorait Me Naud, accablé...

Le lendemain, on entendit le réquisitoire sévère de la partie civile, celui, beaucoup plus modérés du procureur Lajaunie, et la plaidoirie de l'avocat de la défense, courte, bouleversante, qui tentait de décrire les diverses facettes de cet énigmatique assassin, et qui mériterait de rester, d'après les observateurs, un modèle du genre. Allié à la modération du procureur, le talent de Me Naud sauvera la tête de l'assassin du petit Luc. Le verdict, rendu à 20 heures, après deux heures de délibération, accorda les circonstances atténuantes, ne retint pas la thèse de la préméditation (ahurissant !) et « condamna Lucien Léger à la réclusion criminelle à perpétuité ».

Dans un silence général, Léger sourit, puis se leva enfin et se mit âprement à faire le procès de son procès :

— Vous venez de commettre une erreur judiciaire... Demandez donc à M. Taron s'il connaît M. Georges Henri Molinaro.

Foudroyée, la salle frémit. Et si c'était vrai, finalement ? M. Taron dit, d'une voix blanche :

— C'est la dernière plaisanterie de Léger. Il cherche à me salir...

Le président Braunschweig se tourna une dernière fois vers le petit homme :

— Pourquoi ne pas nous l'avoir dit avant? Son adresse, sa profession ?

— Je ne sais pas, répondit Léger. Je crois qu'il habite rue de Rennes, il doit être commissaire à la D.S.T. J'ai la preuve qu'il m'a écrit, c'est mon frère qui a la lettre.

— Monsieur le Procureur fera son devoir, lâcha le président. S'il y avait là une vérité quelconque, votre procès serait révisé. L'audience est levée.

Tout le monde se retira, le doute au cœur. Pendant toute la nuit et la journée du lendemain, alors que le public, alerté par la radio, guettait un ultime rebondissement, les magistrats interrogeaient Léger, vérifiaient ses dernières affirmations : on ne retrouva aucun Molinaro rue de Rennes, ni dans les annales de la D.S.T., et la lettre en possession du frère avait bien évidemment été écrite par Léger !

Pourquoi ce médiocre petit homme a-t-il si bien réussi à mener son monde en bateau ? Pas seulement grâce à ses demi-silences et ses demi-révélations qui donnaient l'impression d'un lourd secret prêt à surgir, mais aussi par ses pseudo-connaissances en psychiatrie qui lui ont permis de jouer facilement avec les symptômes. Mais pourquoi se noyer dans les dédales de l'article 64 quand deux faits concrets auraient suffi au raisonnement de tous ? *Primo,* il était prouvé que l'Étrangleur et Léger ne faisaient qu'un. *Deuxio,* l'Étrangleur donnait tous les détails de son meurtre, détails qu'il ne pouvait inventer. Impossible d'alléguer *a posteriori* une crise psychomotrice puisque celle-ci provoque une amnésie immédiate et totale des faits, pas un oubli « à retardement »...

Lucien Léger est encore en prison à l'heure actuelle. On le change régulièrement de cellule car ses compagnons ne le supportent guère. Il est, en France, le prisonnier qui a accompli le plus long temps de détention. Mais M. Taron veille : « S'il est libéré, je le tuerai », a-t-il promis. La femme de Léger, Solange, s'est suicidée en 1970 en absorbant des barbituriques. Après que son couple eut sombré, elle rencontra un deuxième homme qui se conduisit en bourreau.

Très récemment, j'ai vu un portrait de Léger diffusé par la télévision. Cet homme d'une cinquantaine d'années seulement paraissait très âgé avec ses longs cheveux blancs traînant sur ses épaules. Il s'est rendu coupable du plus impardonnable des crimes : celui d'un jeune enfant désorienté qui lui avait accordé sa confiance. Un crime qui, lorsqu'on l'analyse objectivement, montre à l'évidence qu'il fut longuement prémédité. Paranoïaque, menteur, tricheur, Léger était-il responsable de ses actes ou malade ?

CONCLUSIONS

Le 10 octobre 1987, je quittai l'Institut médico-légal. Avec mon collègue, le Dr Campana, nous venions de faire l'autopsie d'une fillette de dix ans qui fut vraisemblablement violée avant d'être assassinée... C'est toujours dans une grande tristesse que s'effectuent les autopsies d'enfants, même lorsque la mort est due à une cause médicale.

Pour moi, ce sera la dernière d'une carrière entamée il y a près de quarante ans. La décision a été difficile à prendre. Difficile d'imaginer que je ne viendrai plus tous les matins à 8 h 30 à l'Institut médico-légal. J'ai annoncé aux magistrats et à mes collègues que je cessais toute activité professionnelle, mais cela ne me dispense pas, pendant encore quelque temps, d'aller déposer en cour d'assises. J'ai déjà brûlé une grande partie de mes archives (mon dernier dossier en matière pénale porte le numéro 27074), destruction nécessaire qui accroît encore ma nostalgie.

L'avenir de ce dur métier que j'ai aimé avec passion ne m'apparaît pas sous les meilleurs auspices. Depuis 1968, on assiste à la disparition progressive de son enseignement dans les facultés de médecine... Les étudiants de cinquième année ne suivent plus qu'une trentaine d'heures de cours théoriques, sans application pratique, on ne leur apprend plus à examiner soigneusement un cadavre, à détecter une mort suspecte. Ceux des internes qui se destinent à la profession de médecin légiste ne bénéficient plus des deux ans d'études spécialisées qu'exigeait le diplôme de médecine légale. Deux stages de six mois à l'Institut médico-légal suffisent désormais. Et les responsables du démantèlement de cet enseignement voudraient aujourd'hui substituer à l'Institut une structure hospitalière.

A mon avis, c'est une grossière erreur. A l'hôpital, les médecins autopsient « pour vérification » : ils cherchent confirmation d'un diagnostic porté du vivant du patient. A l'Institut médico-légal, il s'agit de rechercher les causes de la mort afin de déterminer si le décès est naturel, accidentel ou criminel. Ces recherches exigent un savoir et une expérience spécifiques.

Hélas ! On « fabrique » depuis quelques années trop de professeurs de médecine légale qui doivent plus leur nomination au fait du prince qu'à leurs compétences. Quels que soient sa spécialité et son niveau de connaissances médico-légales, n'importe quel patron hospitalier peut prétendre aujourd'hui au titre d'expert. Il lui suffit pour cela d'obtenir son inscription sur une liste de la cour d'appel.

Ainsi voit-on progressivement disparaître les « hommes de terrain » au profit de technocrates, certes très « pointus » dans leur domaine mais incapables de pratiquer une autopsie judiciaire, voire de prélever correctement un échantillon de sang ou de viscères en vue d'un examen toxicologique. Cette évolution péjorative s'effectue sous l'œil indifférent des magistrats. Le temps leur manque pour s'en émouvoir, et l'étroite collaboration d'autrefois a disparu. Chacun, médecin, magistrat, policier, travaille de son côté, fait cavalier seul. Signe des temps : les « levées de corps » par le médecin légiste deviennent exceptionnelles, mes confrères ne sont plus conviés à se rendre sur place. Et de précieux indices disparaissent à jamais...

Si le magistrat délègue toujours un policier pour assister à l'autopsie, il n'est pas rare que l'inspecteur désigné ne soit pas celui qui a participé aux investigations. Une fois son rapport déposé, le médecin légiste ignore tout du déroulement de l'instruction, sauf s'il est convoqué à la reconstitution. Il se retrouve aux assises avec une méconnaissance totale des suites de l'enquête.

Récemment, à Évry, je dus ainsi déposer dans une affaire de cambriolage d'une grande surface au cours duquel le directeur avait été tué par les gangsters. Le crime remontait à plusieurs années, j'avais pratiqué l'autopsie puis n'avais plus entendu parler de l'enquête. J'intervins, à la demande du président, au milieu des déclarations contradictoires des témoins et des inculpés. Ne sachant rien de ce qui avait été dit, n'étant pas informé des conditions du meurtre telles qu'elles venaient d'être exposées, je me suis senti désemparé et inutile. Les incohérences entre les divers témoignages étaient telles que le président renvoya le procès.

Toutes les affaires d'importance relatées dans ce livre ont été traitées en collaboration étroite avec le magistrat et les enquêteurs, du début à la fin. J'ai assisté à toutes les « levées de corps », à toutes les reconstitutions, j'ai été tenu au courant des développements de l'enquête, j'ai personnellement rencontré les inculpés. Seule manière, à mon avis, de contribuer à l'administration d'une bonne Justice.

Les échecs répétés de l'expertise médico-légale dans certaines grandes affaires criminelles récentes — échecs dus à l'incompétence, la désinvolture ou l'incoordination et dont la presse s'est fait ironiquement l'écho — inciteront peut-être les pouvoirs publics à renverser la tendance actuelle et à réévaluer la place du médecin légiste dans l'appareil judiciaire. En rédigeant cet ouvrage, j'ai eu pour souci de montrer que seule une longue pratique associée à une exigence d'objectivité peut conduire à la vérité.

En vieillissant, j'ai vu de moins en moins de cas qui m'eussent semblé impossibles d'admettre quelques années auparavant. Et j'ai de plus en plus souvent utilisé une formule qui paraîtra peut-être indigente mais qui n'est qu'un signe d'humilité : « Il n'est pas exclu que... »

Le Pr Brouardel, le créateur de l'Institut médico-légal, insistait toujours auprès des étudiants : « Lorsque vous n'avez pas la démonstration scientifique, gardez-vous toujours de conclusions hâtives et absolues. Dites toujours que vous ne savez pas. Il vaut mieux dire à l'Instruction : " Je ne sais pas " qu'avouer à l'audience : " Je ne savais pas ". »

Le médecin légiste est le seul à constater les blessures, à pouvoir précisément évoquer la souffrance des victimes. Il est leur « dernier témoin » Le cynisme, l'absence de remords de quelques criminels — je songe en particulier aux assassins d'enfants et de vieillards — m'ont toujours profondément révolté. Mais je suis devenu beaucoup moins formel qu'autrefois et je m'interroge. Faut-il considérer certains meurtriers comme des coupables ou comme des malades ? Mon ami le Pr Roumajon a écrit : « Sont-ils tous coupables ? » Quant à moi, j'oscille perpétuellement entre les deux propositions : médecin et légiste.

Achevé d'imprimer en janvier 1990
sur presse CAMERON,
dans les ateliers de la S.E.P.C.
à Saint-Amand-Montrond (Cher)
pour le compte des Éditions Calmann-Lévy
3, rue Auber, Paris 9e
N° d'éditeur : 11568/02.
N° d'imprimeur : 112.
Dépôt légal : janvier 1990.